Maria Hofma

Heilmittel der Natur

Arnika

Die wirksamsten Rezepturen bei Entzündungen, Gelenkbeschwerden, Herz-, Kreislauf- und Verdauungsstörungen

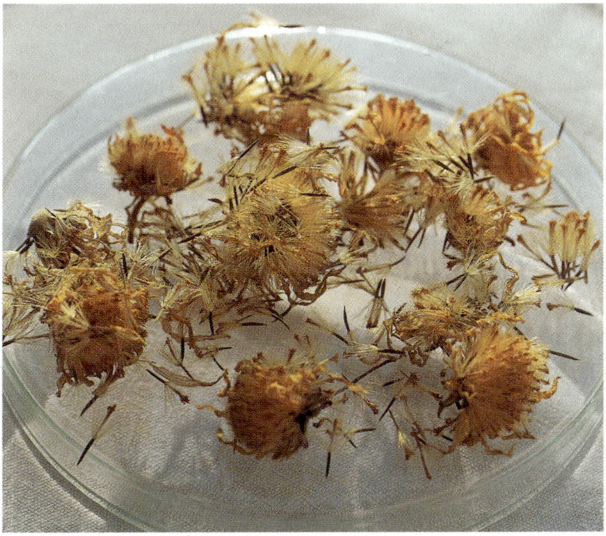

Südwest

Inhalt

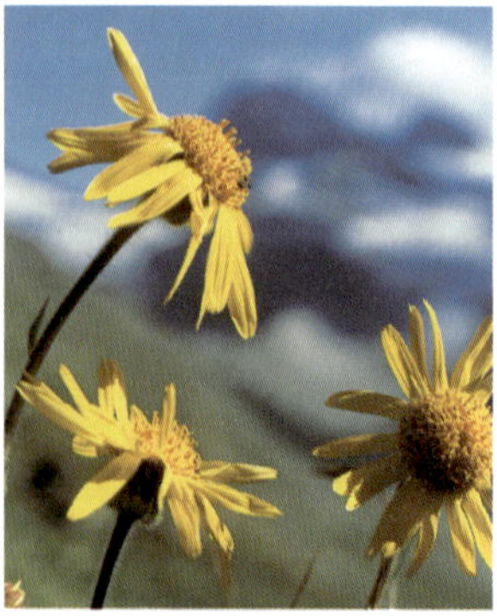

Leuchtend gelb –
und mit erstaun-
licher Heilwir-
kung: die Arnika.

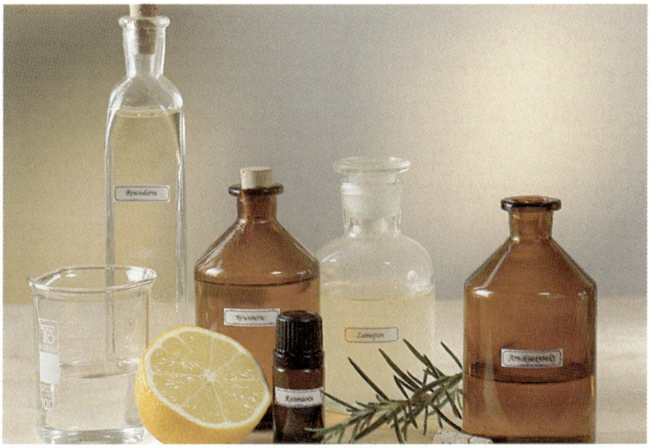

In einer gut sortierten Hausapotheke darf Arnikatinktur nicht fehlen.

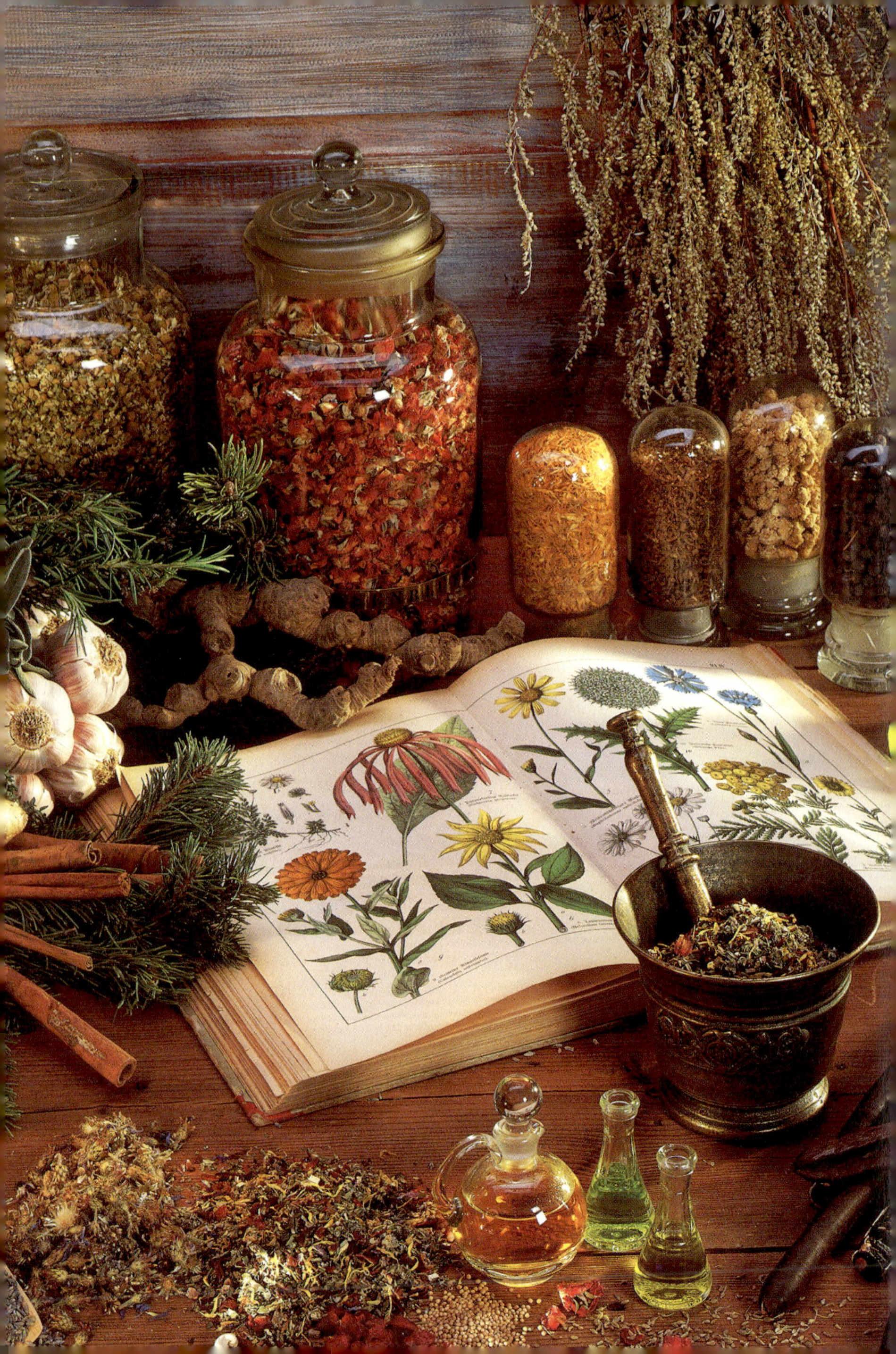

Karriere einer Heilpflanze

Der Brauch, Wildkräuter zu sammeln und in bestimmter Zubereitung als Heilmittel bei Verletzungen und Krankheiten anzuwenden, ist wohl so alt wie die Menschheit selbst. Die Erkenntnisse über die Wirkungsweise einer bestimmten Pflanze wurden über Jahrtausende hinweg mündlich von Generation zu Generation weitergegeben. Da die Menschen in alten Zeiten noch keine physiologische, chemische oder pharmazeutische Erklärung für die Wirkungsweisen der benutzten Gewächse hatten, war es kein Wunder, dass die Vorstellungen darüber vielfach von Mythos und Magie geprägt waren.

Die Geschichte der Arnikamedizin

Wann und in welcher Weise die Menschen einst begonnen haben, die Arnika als Heilpflanze anzuwenden, liegt im Dunkeln der Geschichte verborgen. In den Aufzeichnungen römischer und griechischer Schriftsteller ist sie nirgendwo erwähnt, woraus sich schließen lässt, dass sie in der klassischen Antike wahrscheinlich noch unbekannt war – wohl, weil die Pflanze in den südlichen Mittelmeerländern nicht oder nur höchst selten vorkommt.

In den naturkundlichen Aufzeichnungen der Äbtissin Hildegard von Bingen (1098–1179) findet sich unter den Heilpflanzen auch ein als Wolfsgelegena bezeichnetes Gewächs, bei dem es sich vermutlich um die Arnika handelt. Es wäre die früheste schriftliche Erwähnung.

Die Arnika im Mittelalter

Erste schriftliche Aufzeichnungen über die Verwendung der Arnika zu medizinischen Zwecken stammen aus dem Mittelalter. Der Name »Arnica« taucht erstmals in wissenschaftlichen Schriften des 14. Jahrhunderts auf. Im

16. Jahrhundert war die Arnika als Heilpflanze, insbesondere als Wundheilmittel, bereits allgemein verbreitet. Der Botaniker Theodor von Bergzabern, bekannt unter dem Namen »Tabernaemontanus«, schrieb 1612 eine ausführliche Abhandlung über die Arnika und ihre Verwendung als Heilpflanze. »Bei den Sachsen braucht es das gemeine Volk, so jemand hoch hinunter gefallen oder sich sonst etwa mit Arbeit verletzt hat«, schreibt er. »Die Leute nehmen eine Hand voll des Krauts, sieden es in Bier und trinken den warmen Sud am frühen Morgen, decken sich dann gut zu und schwitzen«, so die Beschreibung des Gelehrten.

Wie viele andere Heilpflanzen war die Arnika im Mittelalter allgemein bekannt, geriet in der Folge aber zunehmend in Vergessenheit. Erst in neuerer Zeit wurde sie wiederentdeckt.

Arnika, das Volksheilmittel

Wo immer die Arnika vorkam, wurde sie gesammelt und zu heilkräftigen Tinkturen und Tees verarbeitet. Eine Flasche Arnikatinktur gehörte zur Hausapotheke in jedem bäuerlichen Anwesen. Man verwendete sie bei Verrenkungen, Quetschungen, Muskelschmerzen, Blutergüssen und zur Beschleunigung der Wundheilung.

Arnika – eine Zauberpflanze

In einer Zeit, da der Aberglaube Blüten trieb, tauchte die Arnika auch an vielen unerwarteten Stellen im Volksbrauchtum auf. Im selbstverständlichen Glauben an mystische Kräfte verlieh man vor allem den Heilpflanzen, deren Wirkungsweisen man sich wissenschaftlich noch nicht erklären konnte, eine hohe kultische Bedeutung. Auch der Arnika schrieb man vielerlei übernatürliche Kräfte zu. Eine ganze Reihe ihrer Volksnamen (siehe Seite 18) zeugen davon, etwa Wolfsblume, Donnerblume oder Engelkraut.

Die Blume des Sommers

Aufgrund ihrer Blütenform und -farbe sowie der Blütezeit um die Sommersonnenwende spielte die Arnika eine große Rolle im Sonnwendkult. So hielt man etwa die genau am Johannistag (21. Juni) gesammelten Pflanzen für ganz besonders heilkräftig. In Süddeutschland und Österreich war es der Brauch, am Johannistag kleine Arnikabüschel an die Feldraine zu stecken, um die bösen Flurgeister von der Feldfrucht fernzuhalten und die Ernte zu schützen.

»Arnika besitzt in der ganzen Welt den Ruf einer vorzüglichen Heilpflanze. Weshalb gerade viele von denen, die solches wissen könnten und sollten, dieses bestreiten, begreife ich ... nicht.« (Pfarrer Sebastian Kneipp)

Arnika gegen Blitz und Donner

Weit verbreitet war der Glaube, die Arnika schütze vor Gewittern. Man flocht Kränze aus den Donnerblumen und befestigte sie an der Hauswand, um das Anwesen vor Blitzschlag zu bewahren. In Mitteldeutschland war es üblich, bei einem Gewitter ein Büschel getrocknete Arnika anzuzünden und abzubrennen, wodurch das Unwetter vertrieben werden sollte. Im Fichtelgebirge pflückte man Arnikasträuße am Abend des Johannistags und legte sie auf den Dachboden des Hauses. Dieser abergläubische Bann richtete sich nicht nur gegen Blitzschlag, sondern auch gegen das böse Treiben von Hexen.

Erfahrung als Lehrmeister

Im 18. Jahrhundert hatte man bereits wesentlich mehr Einblick in die Zusammenhänge der Natur wie auch der Medizin. Ärzte und andere Heilkundige bedienten sich nach wie vor der Kräuter der Natur, doch ließ man sich nicht mehr nur von dem Erfahrungsschatz der Altvorderen leiten, sondern probierte systematisch die Wirksamkeit verschiedenster Rezepturen aus. Akribische Aufzeichnungen über Erfolg und Misserfolg verhalfen zu einer enormen Vermehrung des medizinischen Wissens und zur Möglichkeit, die lange bekannten Heilkräuter nunmehr sehr viel gezielter anzuwenden. Nichtsdestotrotz kam es immer wieder, vereinzelt sogar bis heute, zu Fehlinterpretationen des Beobachteten und zu irrigen Vorstellungen über die Heilkraft der Pflanzen.

Überzeugende Statistik

So beschrieb etwa der Wiener Arzt Dr. Collin die antiseptische Wirkung der Arnika sehr genau. In seinen Schriften steht zu lesen, er habe mit Hilfe dieser Pflanze in den Jahren zwischen 1771 und 1774 mehr als 1000 Patienten von Wechselfieber geheilt. Auch bei der Behandlung von Lähmungen und sogar von schwarzem Star habe er mit der Heilpflanze Erfolg gehabt, berichtete er.

»Nach den Erfahrungen, die ich mit Arnika gemacht habe, muss ich sagen, dass diese Pflanze zur Heilung von Wunden obenan steht.« (Pfarrer Sebastian Kneipp)

Pfarrer Kneipp und die Arnika

Der Naturheiler Sebastian Kneipp (1821–1897) aus Bad Wörishofen wusste nicht nur die Heilkräfte des Wassers zu nutzen, er war auch ein exzellenter Kenner der Heilpflanzen und ihrer Wirkungsweisen. U. a. verfasste er einen Pflanzenatlas, in dem er sämtliche in der Volksheilkunde gebräuchlichen Heilpflanzen und ihre Anwendung in aller Ausführlichkeit beschreibt. Von sich selbst sagte Sebastian Kneipp einmal, er habe »viele Jahre hindurch zum größten Teil mit Kräutern und weniger mit Wasser kuriert und dabei schöne Erfolge erzielt«.

Ein Loblied auf die Arnika

Für Kneipp war die Arnika eine der wichtigsten Heilpflanzen überhaupt. Er schreibt in seinem Heilpflanzenbuch: »Die Arnikatinktur ist so allgemein in Übung, dass es mir nicht notwendig erscheint, darüber auch nur ein Wort zu verlieren. Bei Quetschungen ist die Wirkung oft zauberhaft. Oberflächlich und tiefer gelegene Entzündungen, Schwellungen, Blutergüsse bilden sich bei Auflagen mit verdünnter Arnikatinktur (1 Esslöffel auf 1/4 Liter Wasser) rascher zurück.« Diese Erkenntnisse haben bis heute uneingeschränkt Gültigkeit.

Vor allem in den französischen Alpen wurde die Arnika früher auch als Schnupf- und Rauchtabak verwendet.

Mit Gottes Segen

Pfarrer Kneipp wandte die Heilpflanzen generell nicht nur zur Behandlung von Krankheiten an, sondern auch zur Vorbeugung. Arnika gab er den Patienten, die zu ihm kamen, sowohl zur äußerlichen als auch zur innerlichen Anwendung. Die Risiken und Nebenwirkungen, von denen man heute weiß, waren Kneipp damals schlichtweg unbekannt.

Arnika in der Philosophie Steiners

Der österreichische Esoteriker und Philosoph Rudolf Steiner (1861–1925), Begründer der anthroposophischen Medizin, hatte eine etwas andere Sichtweise von den Zusammenhängen des Lebens als die klassischen Naturwissenschaften. Steiner postulierte eine Gliederung des Menschen wie auch von Pflanze, Tier und Mineral in den »physischen Leib« (Körper), den »Ätherleib« (Lebenskraft), den »Astralleib« (Seelenleib) und das »Ich« (Geist). Diese Systeme durchdringen sich nach Steiners Vorstellung in sämtlichen Bereichen des Körpers ständig. Ist die Balance gestört, kommt es zur Krankheit. Die Einteilung des Menschen in, grob gesagt, Leib, Seele und Geist hat bei der Pflanze, so Steiner, ihre Entsprechung in den Bestandteilen Wurzel, Blatt und Blüte/Frucht.

In der anthroposophischen Medizin wird die Arnikawurzel dem Bereich des Kopfes zugeordnet. Folglich wird sie nach einem Schlaganfall oder zur Auflösung eines Blutergusses im Gehirn eingesetzt.

In der Vorstellung Rudolf Steiners ist eine Pflanze nur dann eine Heilpflanze, wenn die Harmonie ihrer Dreigliederung gestört ist, wenn sie also irgendeine Abweichung aufweist – sei es in ihrem Aufbau oder ihrem Stoffwechsel. Angewendet werden die Heilpflanzen in Form von homöopathischen Zubereitungen.

Reine Äußerlichkeiten

Steiner greift die Grundgedanken der so genannten Signaturenlehre wieder auf, wie sie bereits in der Antike verbreitet war und im 16. Jahrhundert von Paracelsus weiterentwickelt wurde. Nach dieser Anschauung lässt sich aus dem äußerlichen Erscheinungsbild eines Krauts oder eines Minerals, etwa in Form oder Farbe, auf dessen Heilwirkung schließen.

So sieht er auch die Arnika als Heilpflanze mit völlig anderen Augen an als etwa ein Pharmakologe oder ein Phytomediziner. Für Steiner ist sie nicht einfach eine »schöne Blume«, dafür sei sie viel zu »tiefgründig«, argumentiert er.

Astralleib und Ätherleib

Um einen Eindruck von der teilweise kuriosen Andersartigkeit des Denkens in der anthroposophischen Medizin zu geben, sei die Arnika im Folgenden ansatzweise nach den Kriterien Rudolf Steiners beschrieben:

Das Erscheinungsbild der Arnika mit ihrer meist zerzausten Anordnung der Zungenblüten weist auf einen starken Einfluss des astralischen Elements hin. Die flache Blattrosette und die hoch aufragende Blüte lassen vermuten, dass Mondkräfte stark in die Pflanze hineinwirken. Arnika hat eine starke Beziehung zum Wässrigen, was daran zu erkennen ist, dass sie gern an feuchten Standorten wächst und viel Regen braucht, um zu gedeihen. Sie ist dabei jedoch selbst keineswegs durchwässert. Durch diesen Widerspruch in sich selbst vermag sie auch beim Patienten ein gestörtes Wechselverhältnis von Astral- und Ätherleib wieder zu einem normalen Gleichgewicht zurückzuführen.

Als Heilmittel bringt Arnika gute Resultate bei Zuständen eines labilen Gleichgewichts zwischen Astralleib und Ätherleib, was sich z. B. als Föhnempfindlichkeit des Patienten zeigen kann. Auch ihre günstige Wirkung u. a. bei Erschöpfungszuständen und Überreizung beruht darauf, dass sie in das labile Verhältnis eine gewisse Stabilität hineinbringt.

Mancherorts fand die Arnika als Färbepflanze Anwendung. Mit Alaun vorgebeizte Schafwolle lässt sich mit den goldgelben Blütenköpfen der Arnika dauerhaft gelb einfärben.

Eine wechselvolle Karriere

Arnika ist der klassische Fall eines traditionellen Heilmittels, das heute eine regelrechte Renaissance erlebt. Nachdem es in der Volksmedizin über Jahrhunderte hinweg hoch geschätzt war, geriet es eine Zeit lang mehr oder weniger in Vergessenheit. Mit der Rückbesinnung auf natürliche Heilmethoden seit dem vorigen Jahrhundert kam die Arnika für die Hausapotheke wieder in Mode. Schließlich aber wurden die in der Droge enthaltenen Giftstoffe genau analysiert und ihre Auswirkungen im Körper untersucht. Die Folge war: Die Arnika kam vorübergehend in Misskredit. Heute, da man gelernt hat, mit den Pflanzenwirkstoffen verantwortlich umzugehen, erfreut sie sich wieder steigender Wertschätzung.

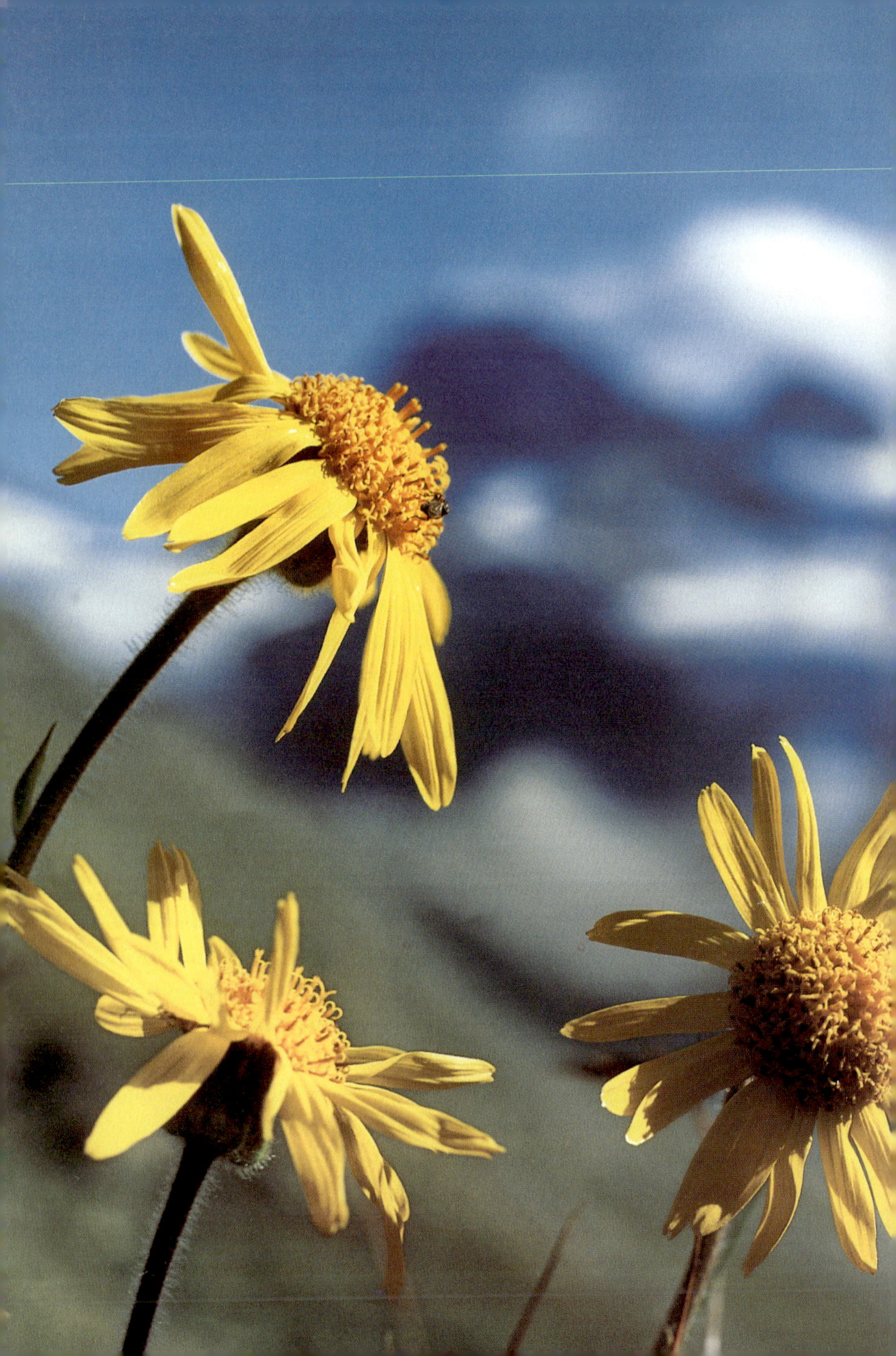

Ein Kind der Berge

Wie kleine gelbe Sonnen erstrahlen die Blütenköpfe der Arnika im Sommer inmitten des Grüns von Bergmatten und Feuchtwiesen. Die Heilkraft der Pflanze hat dafür gesorgt, dass die Menschen sie landauf, landab kannten und schätzten. Sie gaben ihr vielerlei Namen, nutzten sie vielfältig und brachten es schließlich so weit, dass das schöne und wohltätige Gewächs heute in weiten Teilen seines Verbreitungsgebiets in seinem Bestand bedroht ist.

Botanik einer Heilpflanze

Wer im Frühsommer über Bergwiesen geht, kann sich an so manchem Hang an den hübschen und auffälligen Blüten der Arnika erfreuen. Bis zu acht Zentimeter Durchmesser erreichen die leuchtend gelben Blütenköpfe – richtige kleine Sonnen in der grünen Flur. Die Arnica montana, wie die Pflanze mit wissenschaftlichem Namen heißt, ist ein ausdauerndes Gewächs, dessen fünf bis zehn Zentimeter langer Wurzelstock (Rhizom) mehr oder weniger horizontal im Erdboden kriecht oder schräg abwärts gerichtet liegt. Aus dem Wurzelstock treiben im Hochsommer kleine Blattrosetten, die erst im darauf folgenden Sommer zur Blüte kommen.

Arnikapflanzen, die im Garten kultiviert werden, fehlt gewöhnlich der stärkende Pilzpartner in den Wurzeln. Daher wachsen sie kaum jemals zu so prachtvollen Pflanzen heran wie ihre Vettern im Freiland.

Das unterirdische Leben der Arnika

Das Rhizom, nach Bau und Funktion ein unterirdisch wachsender, dicklicher Sprossabschnitt, ist knotig gegliedert und zeigt eine langsame, zweijährige Vorwärtswanderung: Am Vorderende bildet sich jeweils die Blattrosette, von rückwärts stirbt das Rhizom langsam ab. Von den Knoten aus strecken sich jeweils einige wenige Erdwurzeln in die Tiefe. Das sind die eigentlichen Wurzeln der Pflanze. Sie leben in Symbiose mit ganz speziellen, mikroskopisch kleinen Wurzelpilzen, die ihnen bei der Nährstoffbeschaffung helfen. Daher kommt die Arnika auch recht gut auf extrem nährstoffarmen Böden aus, wo andere Pflanzen ohne hilfreiche Wurzelpilze ihre Probleme haben, sich ausreichend mit Nährstoffen zu versorgen.

Den Blüten nach könnte man im Gebirge die Arnika leicht mit der Großblütigen Gemswurz verwechseln. Bei der Arnika bilden die Blätter jedoch eine meist vierblättrige Grundrosette und sind parallelnervig, während sich die fiedernervigen Blätter der Gemswurz wechselständig am Stiel entlang nach oben ziehen.

An den Blättern zu erkennen

Die ovalen, relativ breiten Blätter haben einen glatten Rand und fühlen sich ziemlich derb an. Sie sind vom Ansatz bis zur Spitze von fünf nebeneinander verlaufenden Blattrippen (Adern) durchzogen und weißlich behaart. Dicht über dem Boden bilden die Blätter meist zu Vieren eine Rosette, aus deren Mitte sich ein gleichfalls derber und behaarter, bis zu 50 Zentimeter hoher Stängel emporschiebt. Auf halber Höhe sitzen daran ein oder auch zwei Paar kleinerer, schmälerer Blätter. An seinem Ende trägt der Stängel eine einzelne Blüte, oft entwickelt er aber auch noch zwei Seitenäste, die gleichfalls in einer Blüte enden.

Die Sache mit der Blüte

Was dem Bergwanderer und Naturfreund als die Blüte der Arnika erscheint, ist in Wirklichkeit ein ganzer Blütenstand, der sich aus vielen hundert Einzelblüten zusammensetzt. Der Stängel der Pflanze verbreitert sich oben zu einem scheiben- oder körbchenförmigen Blütenboden, der von einem grünen, zottig behaarten Hüllkelch umgeben ist. Auf dem Blütenboden sitzen zweierlei Einzelblüten: außen herum ein Kranz von Zungenblüten, jede mit einem lang ausgezogenen gel-

ben Blütenblatt, in der Mitte hingegen eine Vielzahl winziger, gleichfalls gelber, manchmal auch etwas ins Orange gehender Scheibenblüten.
Nur Letztere sind fruchtbar, können also Samen ausbilden, wogegen der Strahlenkranz der Zungenblüten einzig und allein dazu dient, den Blütenstand weithin sichtbar zu machen. Die Absicht der Arnika liegt dabei allerdings weniger darin, mit ihrem Anblick den Bergwanderer zu erfreuen, als vielmehr Schmetterlinge, Bienen und Hummeln anzulocken, die ihre Blüten bestäuben sollen.

Unverkennbar eine Arnika

Von Mai bis September reicht die Blütezeit der Arnica montana.

Sowohl die Blüten als auch die Blätter verströmen einen charakteristisch aromatischen, etwas harzigen Duft. Bei schönem Wetter ist dieser noch aus erstaunlicher Entfernung wahrnehmbar. Er haftet auch noch dem verblühten Blütenstand an. An dem Duft sowie an der Form, der Äderung und der Anordnung der Grund- und Stängelblätter lässt sich die Arnika am besten von anderen Gebirgspflanzen mit ähnlichen Blüten unterscheiden – etwa von der Großblütigen Gemswurz oder dem Ochsenauge.

Verblüht, verloren und verweht

Ähnlich wie beim Löwenzahn entwickelt sich nach dem Verblühen der Arnika eine kleine »Pusteblume«. Allerdings steht die gelblich weiße Flaumkugel bei weitem nicht so majestätisch und schön da wie die des Löwenzahns. Der Samenstand der Arnika wirkt stets reichlich zerzaust, wild und ungeordnet.
Jeder einzelne der kleinen Samen hängt wie beim Löwenzahn an einem fedrig-leichten Flugschirmchen. Doch können sie längst nicht so gut und weit fliegen wie

Die gelben, zungenförmigen Randblüten weisen außen jeweils drei kleine Zähnchen auf. Das ist für den Apotheker ein wichtiges Erkennungsmerkmal, wenn es gilt, die getrockneten Blüten eindeutig als Arnika zu identifizieren.

die des Löwenzahns. Fallen sie beim Nachlassen des Windes auf eine geeignete Stelle, keimen sie innerhalb von 14 Tagen.

Beziehung zur Insektenwelt

Arnikablüten sind fast ständig von Insekten belagert, bei Sonnenschein schwirrt es oft regelrecht um die Blütenköpfe herum. Im Hochsommer tummeln sich unter den Schmetterlingen vor allem die kleinen Bläulinge im Umfeld der gelben Prachtblumen.

Nicht alle Insekten gehen besonders zartfühlend mit der Arnika um. Verschiedene Käfer und Schmetterlingsraupen fressen mit Vorliebe ihre Blätter. Und eine Bohrfliege der Gattung Trypeta legt ihre Eier direkt in den weichen Blütenboden ab, ihr Nachwuchs entwickelt sich darin wie in einer geschützten Höhle.

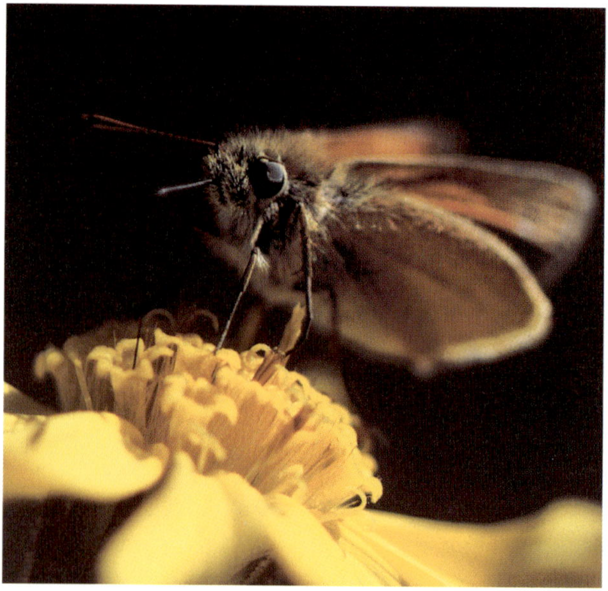

Die leuchtend gelbe Farbe der Arnikablüte – eine Einladung an alle Insekten.

Ein wenig Ordnung muss sein

Die Arnika ist beileibe nicht die einzige Blume mit derartigen Körbchenblüten. Gänseblümchen, Margerite, Sonnenblume und Kamille sind nur einige weitere bekannte Vertreter einer Pflanzenfamilie, die der Botaniker nach eben diesem typischen Merkmal Korbblütler, lateinisch Compositae, nennt.

Das Einordnen der bekannten Pflanzen in ein bestehendes System, das die Gewächse nach verwandtschaftlichen Gesichtspunkten unterteilt, ist eine der Lieblingsbeschäftigungen von Botanikern.

Die wissenschaftlichen Namen der Pflanzen sind, seit Carl von Linné sie ihnen im 18. Jahrhundert verliehen hat, lateinische bzw. latinisierte Begriffe. Im botanischen Namen, den auch die Apotheker verwenden, schreibt man Arnica daher mit c.

Die botanische Systematik

Aber nicht nur die Botaniker sind bestrebt, jede Pflanze eindeutig zu klassifizieren und zu benennen, auch jedem, der sich mit Heilpflanzen beschäftigt, muss daran gelegen sein. In der Volkssprache tragen viele Pflanzen mehrere, regional unterschiedliche Bezeichnungen. Es kommt auch vor, dass ein und derselbe Name für verschiedene Pflanzen benutzt wird.

Als erster sorgte der schwedische Naturforscher Carl von Linné für eine Übersicht über die verwirrende Fülle von Gewächsen. Er stellte 1753 für alle damals bekannten Pflanzen ein logisches Ordnungssystem auf und gab jeder Pflanze einen eindeutigen Namen. Diese Systematik ist noch heute weltweit gültig.

Linné gliederte das Pflanzenreich in verschiedene Kategorien. Die zugrunde liegende Einheit ist dabei die Art. Sie umfasst alle Pflanzen, die sich in wesentlichen, erblich unveränderlichen Merkmalen gleichen. Arten, die untereinander gemeinsame Kennzeichen aufweisen, werden jeweils zu einer Gattung zusammengefasst, verwandte Gattungen wiederum zu einer Familie.

Der Name verpflichtet

Etliche der Volksnamen deuten auf die Verwendung der Arnika für ganz bestimmte Heilzwecke hin; z.B. wurde die Mutterwurz eingesetzt »wider die Gebrechen der Gebärmutter«.

Um eine Pflanze in eindeutiger Weise benennen zu können, erhielt jede einen zweiteiligen lateinischen Namen, der streng festgelegten Nomenklaturregeln entsprechen muss und internationale Gültigkeit hat. Der voranstehende Namensteil bezeichnet dabei stets die Gattung, der die Pflanze angehört, der an zweiter Stelle stehende Namensteil legt unzweideutig die Art fest.

Die Arnika gehört demnach also zur Gattung Arnica, zu der außer ihr weltweit noch rund 30 weitere Arten zählen. Die Arnikasorte, von der in diesem Buch in erster Linie die Rede ist, trägt den Artnamen »montana«. Es handelt sich um das in Mitteleuropa vorkommende und vorwiegend im Gebirge wachsende Bergwohlverleih.

Auch von einer amerikanischen Verwandten, der Arnica chamissonis, wird zu lesen sein. Im deutschen Sprachgebrauch wird diese Art meist als amerikanische Wiesenarnika bezeichnet.

Eine Pflanze mit vielen Namen

Während für die Wissenschaftler unsere heimische Arnika den eindeutigen und international gültigen Namen »Arnica montana« trägt, hat der Volksmund der altbekannten Heilpflanze viele verschiedene Namen gegeben.

Im deutschsprachigen Raum sind u. a. folgende, in ihrer Mehrzahl regional begrenzte Bezeichnungen für die Arnika geläufig:

Bergwohlverleih, Wohlverleih, Wolferlei, Blutblume, Wolfsblume, Gemsblume, Konnesblume, Johannisblume, Magdalenenkraut, Bergwurz, Kraftwurz, Ochsenwurz, Mutterwurz, Kathreinwurz, Lungenwurz, Stickkraut, Fallkraut, Engelkraut, Allerleikraut, Wundkraut, Mönchskraut, Bluttrieb, Sonnenwirbel, Feuerblume, Gelbstern, Sternblume, Donnerblume, Schnupftabaksblume, Hundstod, Altvatermark , Berghopfen

Wo die Arnika sich wohl fühlt

Vorwiegend findet man die prachtvolle Blume auf unbewirtschafteten und daher ungedüngten, hoch gelegenen Wiesen im Gebirge. In den Alpen ist die Arnika noch in einer Höhe von 2000, manchmal sogar 2500 Meter über dem Meer anzutreffen. Doch beschränkt sie sich keineswegs nur auf Bergregionen, sondern kommt auch in Niederungen vor, allerdings ungleich seltener.

Die anspruchslose Pflanze wächst am liebsten auf mageren Böden, die mit Sand, Torf oder Lehm durchsetzt sind. Auf feuchten, ja sogar etwas moorigen Flächen, auf werdenden und austrocknenden Hochmooren fühlt sich die Arnika besonders wohl, aber auch ein trockener Standort ist ihr recht, etwa am Rand eines lichten Nadelwaldes. Was sie dagegen gar nicht verträgt, ist Kalk im Untergrund. So gedeiht sie am besten auf sauren Böden sowie auf Wiesen über Silikatgestein.

Häufig trifft man sie auf hoch gelegenen Waldwiesen an, in Heiderasen oder inmitten von Heidelbeerbeständen. Wo sich Borstgras oder Schwingel ausbreiten, findet auch die Arnika ihr zusagende Lebensbedingungen.

In der Nachbarschaft von Arnika wachsen oft Ferkelkraut und Bärtige Glockenblume.

Geografische Verbreitung

Das hauptsächliche Verbreitungsgebiet der Arnica montana sind die Mittel- und Hochgebirgsregionen Mitteleuropas. Im Norden findet man sie bis Südschweden, während die südliche Grenze ihres natürlichen Vorkommens etwa eine Linie vom nördlichen Spanien über Norditalien bis zum nördlichen Balkan bildet. Die Arnika wächst nicht nur in den Alpen, sondern auch im Schwarzwald, in den Vogesen, auf den lehmigen Hochflächen des Jura, im Fichtelgebirge, im Odenwald, im Pfälzerwald, im Taunus, im Harz und in Nordschlesien.

Gefährdung und Schutz

Ein Übermaß an Nährstoffen im Boden bekommt der Arnika schlecht, und so reagiert sie empfindlich auf jede Art von Dünger. Dabei werden unbewirtschaftete und damit vollkommen ungedüngte Wiesenflächen in unseren dicht besiedelten Landen immer rarer. Und weil selbst die höchst gelegenen Bergwiesen als Jungviehweiden immer intensiver genutzt werden, verliert die schöne Blütenpflanze zunehmend an Lebensraum. Dazu kommt, dass sie über einen langen Zeitraum hinweg teilweise übermäßig gesammelt wurde. Zu groß ist eben ihr Nutzen als Heilpflanze, und immer mehr Menschen wollten davon profitieren.

Wenn Sie bei einer Bergwanderung die wunderschönen Blüten der Arnika über die grünen Matten leuchten sehen, freuen Sie sich an diesem Anblick, aber lassen Sie die Blumen, wo sie sind.

Das alles führte dazu, dass die Arnika bei uns heute leider selten geworden ist – so selten, dass man sich in den letzten Jahren genötigt sah, sie im größten Teil ihres Verbreitungsgebiets unter Naturschutz zu stellen.

Sammeln verboten!

In Deutschland steht die Arnika (Arnica montana) heute unter der strengen Obhut des Gesetzes. Nach der Bundesartenschutzverordnung vom 18. 9. 1989 gilt sie als »besonders geschützte Art«, d. h. als ganzjährig und in allen Teilen geschützte Pflanze.

Das bedeutet, dass Wildpflanzen in freier Natur nicht gepflückt und schon gleich gar nicht ausgegraben werden dürfen. Aber auch das Abreißen einzelner Pflanzenteile fällt unter diese Schutzbestimmung, ebenso wie alles, was die Pflanze ansonsten schädigt oder in ihrem Bestand gefährdet.

In vergleichbarer Weise geschützt ist die Arnika auch in Österreich und der Schweiz, wohingegen die übrigen europäischen Länder (noch) keine regional gültigen Bestimmungen erlassen haben. Selbstverständlich aber ist die Arnika in jedem Land geschützt, sofern sie in einem gesetzlich ausgewiesenen Schutzgebiet, etwa einem Naturpark oder einem Nationalpark, wächst.

Die bei uns erhältliche Arnikadroge stammt entweder aus Ländern, in denen die Pflanze noch nicht so gefährdet ist, oder aber von angebauten Pflanzen.

Lieber kaufen statt pflücken

Doch auch in Ländern, wo keine speziellen Schutzbestimmungen für sie gelten, sollte es eine Selbstverständlichkeit sein, dem natürlichen Bestand der Arnika keinen Schaden durch übermäßiges Sammeln zuzufügen. Getrocknete Arnikablüten, -wurzeln oder ganze Pflanzen kann man heute in jeder Apotheke kaufen, ebenso wie fertige Arnikapräparate. Nicht nur aus Gründen des Naturschutzes sind die aus der Apotheke bezogenen Drogen der selbst gesammelten Arnika vorzuziehen, sondern auch, weil der Apotheker für die Quantität und Qualität ihrer Inhaltsstoffe und damit für ihre Wirksamkeit (siehe Seite 25ff.) bürgt.

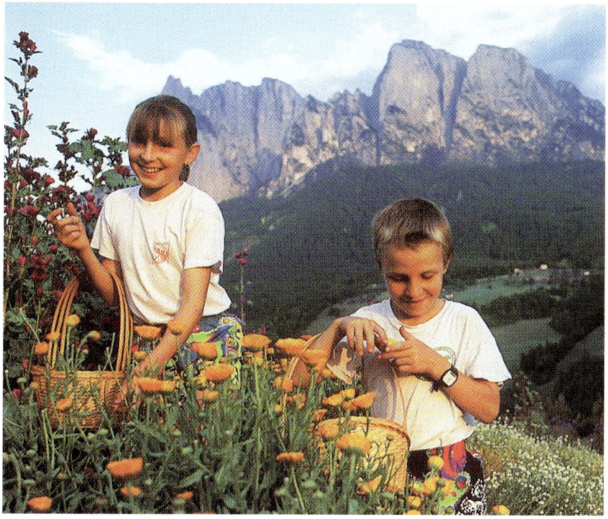

Auch wenn manche Blumen noch so schön leuchten: Gerade im Gebirge heißt es aus Naturschutzgründen oftmals »Finger weg!«

Weiter gehende Schutzvorschriften einzelner Bundesländer bleiben von dieser Regelung unberührt.

Gesetzliche Schutzbestimmungen

Das Bundesnaturschutzgesetz vom 12. März 1987 schreibt detailliert vor, was beim Umgang mit geschützten Pflanzen und Tieren zu beachten ist. Im Wortlaut des Gesetzestextes liest sich dies folgendermaßen:

§ 20: Schutzvorschriften für besonders geschützte Tier- und Pflanzenarten

(1) Es ist verboten, wild lebende Pflanzen der besonders geschützten Arten oder ihre Teile oder Entwicklungsformen abzuschneiden, abzupflücken, aus- oder abzureißen, auszugraben, zu beschädigen oder zu vernichten.

(2) Es ist ferner verboten, Tiere und Pflanzen der besonders geschützten Arten

1. in Besitz zu nehmen, zu erwerben, die tatsächliche Gewalt über sie auszuüben oder sie zu be- oder verarbeiten,

2. zu verkaufen, zum Verkauf vorrätig zu halten, anzubieten oder zu befördern oder zu kommerziellen Zwecken zur Schau zu stellen.

§ 20 g: Ausnahmen

Von den Besitz-, Vermarktungs- und sonstigen Verkehrsverboten sind ausgenommen

2. Pflanzen, die im Geltungsbereich dieses Gesetzes durch Anbau gewonnen worden sind

5. Tiere und Pflanzen, die in Übereinstimmung mit den Vorschriften zum Schutz der betreffenden Art in den Geltungsbereich dieses Gesetzes gelangt sind

Die amerikanische Verwandte

Zunehmend spielt hierzulande auch die amerikanische Wiesenarnika Arnica chamissonis eine Rolle in der Heilkunde. Die von Alaska bis Kalifornien und östlich bis Wyoming, Colorado und New Mexico vorkommende Art ist eine enge Verwandte der europäischen Arnika. Sie wächst vorzugsweise auf sauren Moorwiesen. Gleich unserer Arnika entwickelt sie aufrechte, behaarte Stängel, an denen, paarweise und über Kreuz angeordnet, lanzettförmige Blätter sitzen. Aus dem obersten Blattpaar sprießen jeweils mehrere Seitentriebe, von denen jeder in einem Blütenkörbchen endet. Diese präsentieren sich zur Blütezeit, von Mai bis August, in einem hellen, sonnigen Goldgelb. Verglichen mit Arnica montana fallen die Blütenkörbchen der amerikanischen Verwandten allerdings etwas kleiner aus.

Wer Arnika in einem Kräuterbeet im Garten selbst kultivieren möchte, ist gut beraten, es zunächst mit der amerikanischen Wiesenarnika zu versuchen. Sie gedeiht unter Kulturbedingungen wesentlich williger als unsere heimische Arnika.

Arnika im Feldanbau

In ihren Inhaltsstoffen und damit in der medizinischen Wirkungsweise entspricht die Wiesenarnika weitgehend ihrer mitteleuropäischen Verwandten. Sie lässt sich aber doch viel einfacher kultivieren, was sich die gewerblichen Heilmittelhersteller natürlich zunutze machen. Auch bei uns wird Arnica chamissonis heute mancherorts bereits auf Feldern angebaut, um damit den großen Heilmittelbetrieben das Ausgangsmaterial zu liefern für ihre Salben, Cremes und Tinkturen. Auch die Droge selbst, d. h. die getrockneten Pflanzenteile, wie man sie in der Apotheke kaufen kann, stammt häufig von der amerikanischen Arnika oder ist eine Mischung aus der europäischen und der amerikanischen Art. Auf die Wirksamkeit der Zubereitungen hat dies jedoch keinen Einfluss.

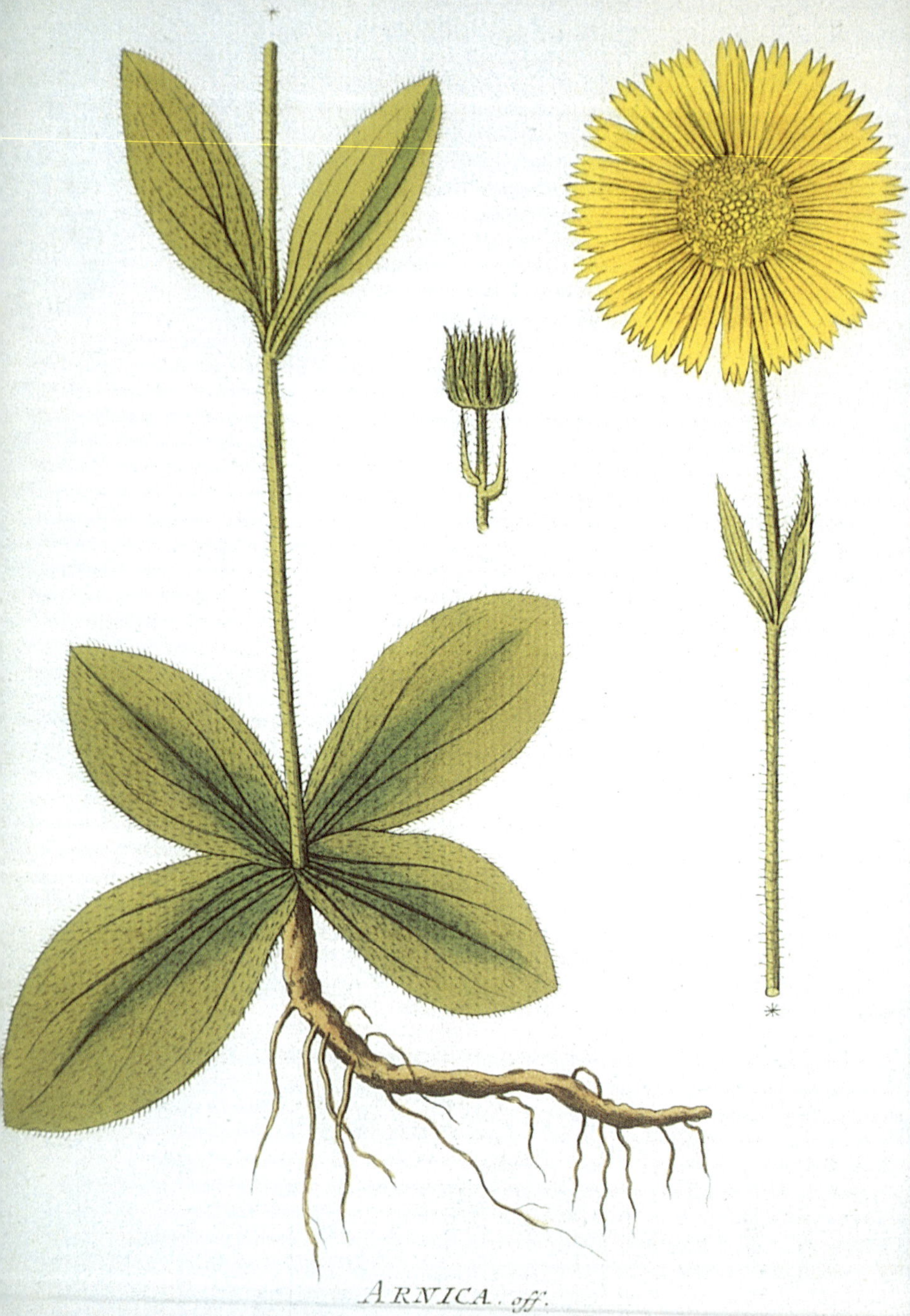

ARNICA. off.

Arnica montana. Bot.

Heilkraft aus der Natur

Wenn auch die Tradition der Pflanzenheilkunde schon weit zurückreicht: Worauf die Heilwirkungen von Pflanzen tatsächlich beruhen, konnte erst in jüngster Zeit durch die modernen analytischen Methoden der Pharmazie und Biochemie weitgehend herausgefunden werden. Doch ist diese Forschung noch längst nicht abgeschlossen. Beinahe täglich entdecken Wissenschaftler neue chemische Verbindungen in den Extrakten, die sie aus den verschiedenen Pflanzen gewinnen. Sie entschlüsseln deren Formeln und vermögen sie zum Teil sogar künstlich nachzubilden. Es ist allerdings ein Irrtum zu glauben, die einzelnen synthetisch hergestellten Substanzen könnten die Kräutermedizin ersetzen. Die Wirkung der natürlichen Kräuterarzneien beruht auf ihrer Komplexität.

»Alle Wiesen und Matten, alle Berge und Hügel sind Apotheken« verkündete Paracelsus, der berühmteste Arzt seiner Zeit, zu Beginn des 16. Jahrhunderts.

Wirksame Inhaltsstoffe der Arnika

Wenn Botaniker über die Substanzen sprechen, die sie in Pflanzen vorfinden, unterscheiden sie zwischen primären und sekundären Pflanzenstoffen. Primäre Inhaltsstoffe sind dabei diejenigen Verbindungen, die unmittelbar am Grundstoffwechsel der Pflanze beteiligt sind, etwa Zucker bzw. Kohlenhydrate, Eiweiße und Fette sowie Wasser. Sekundäre Pflanzenstoffe werden hingegen neben dem lebenserhaltenden Grundstoffwechsel gebildet. Sie dienen der Pflanze zu verschiedensten Zwecken, sei es zur Verstärkung ihres Gewebes, zur Abwehr von Fressfeinden, zum Schutz vor zerstörerischer UV-Strahlung oder zur Entgiftung schädlicher Stoffwechselprodukte. Viele dieser Stoffe stellen im Pflanzenkörper auch nur eine Art Abfall dar, nicht mehr weiter verwendbare Stoffwechselprodukte, Schlacken also. In medizinischer Hinsicht erweisen sich die sekundären Pflanzenstoffe allerdings als keineswegs nebensächlich, entfalten doch viele von ihnen im tierischen und menschlichen Körper ganz spezielle Wirkungen.

Ätherische Öle haben nichts mit dem Äther zu tun, der früher als Betäubungsmittel bei Narkosen verwendet wurde, sondern mit der poetischen Bezeichnung »Äther« für Luft. Es sind Substanzen, die schon bei Raumtemperatur sehr leicht verdunsten.

Ätherisches Öl

Einen guten Teil ihrer Heilkraft verdankt die Arnika dem ätherischen Öl, das sie in der Blüte, in noch höherem Maß aber in der Wurzel enthält.

Unter ätherischen Ölen versteht man mehr oder weniger intensiv duftende Substanzen, die von Pflanzen produziert und aus ihnen gewonnen werden. Im Gegensatz zu den fetten Ölen verflüchtigen sie sich sehr leicht (sie verduften, daher der deutlich wahrnehmbare Geruch der Pflanzen). Auch hinterlassen sie z. B. auf Papier keinen Fettfleck.

Chemisch gesehen besteht jedes ätherische Öl aus einem Gemisch vieler verschiedener Einzelstoffe. Die Art dieser Bestandteile und deren mengenmäßige Zusammensetzung bestimmen den charakteristischen Geruch des Öls und auch seine jeweilige Wirksamkeit. Biologische Aufgabe der ätherischen Öle ist es, das Pflanzengewebe vor einem Befall durch schädliche Bakterien und Pilze zu schützen. Werden die Duftstoffe in den Blüten gebildet, locken sie aber auch die Insekten zur Bestäubung an. Von der Wurzel abgegeben, verhindern bestimmte Komponenten der ätherischen Öle, dass in unmittelbarer Umgebung der Pflanze allzu viele Samen keimen. Sie halten der Pflanze also Konkurrenz um Licht und Nährstoffe vom Leib.

Das ätherische Öl, das sich aus den Arnikablüten isolieren lässt, enthält vor allem Azulen, Thymol und verschiedene vom Thymol abgeleitete Verbindungen. Es hat eine intensiv orangegelbe Farbe. Wie jedes ätherische Öl löst es sich kaum in Wasser, sehr gut dagegen in Alkohol, aber auch in Lösungsmitteln wie Glyzerin, Benzin oder Olivenöl. In einem wässrigen Aufguss von Arnikateilen ist es daher kaum enthalten, wohl aber in einem alkoholischen Extrakt der Pflanze.

Das Arnikaöl wirkt erwiesenermaßen entzündungshemmend und desinfizierend. Außerdem fördert es deutlich die Wundheilung. Es ist aber wohl auch für gelegentlich auftretende Hautreizungen verantwortlich.

Der Begriff »Flavonoide« leitet sich von lateinisch »flavus«, d. h. gelb, her. Man fand nämlich besonders große Mengen dieser Substanzen in den klassischen Färbepflanzen, die zum Gelbfärben von Textilien verwendet wurden. Doch sind durchaus nicht alle Flavonoide gelb.

Flavonoide

Als Flavonoide bezeichnen die Wissenschaftler eine Gruppe von sekundären Inhaltsstoffen, die in allen Pflanzen vorkommen, insbesondere in den Blüten und Blättern. Viele liegen im Pflanzengewebe an ein Zuckermolekül gebunden vor. Man bezeichnet sie in der Fachsprache als Glykoside. Auch die in der Arnika vorkommenden Flavonoide sind überwiegend Glykoside. Sie tragen so komplizierte Namen wie Isoquercitrin oder Luteolin-7-glucosid. Vereinfachend werden sie in ihrer Gesamtheit Arnikaflavon genannt.

Außer einer gleichen chemischen Grundstruktur haben die verschiedenen zu den Flavonoiden zählenden Substanzen nicht viel gemeinsam. Einige dienen der Pflanze dazu, bestäubende Insekten anzulocken, andere regulieren Wachstum und Entwicklung des Gewächses, wieder andere stellen einen wirksamen Schutz gegen schädliche Mikroorganismen und Insekten dar. Auch die Aufgabe, das Pflanzengewebe vor zerstörerischer UV-Strahlung zu schützen, obliegt den Flavonoiden.

Flavonoide sind durchweg sehr hitzestabil. Durch das kochende Wasser bei einem Aufguss werden sie nicht beeinträchtigt.

Ebenso unterschiedlich wie ihr Einsatzbereich in der Pflanze ist die medizinische Wirkung der verschiedenen Flavonoide, die im Einzelnen noch der Klärung bedarf. Ohne Zweifel aber haben die Flavonoide an der Gesamtwirkung einer Heilpflanze immer einen erheblichen Anteil. Etliche von ihnen, so viel ist bekannt, beeinflussen Kreislauf und Herztätigkeit. Eine derartige Wirkung wurde auch für das Arnikaflavon nachgewiesen. Wie in Tierversuchen herausgefunden wurde, ruft es in höherer Dosis eine deutliche Gefäßerweiterung und dadurch bedingt eine Blutdrucksenkung hervor. Sehr hohe Dosen führen zu einer starken Verlangsamung des Pulses und schließlich zu einer Kreislauflähmung. Wird Arnikaflavon hingegen in geringer Dosis gegeben, bewirkt es umgekehrt eine Verengung der Blutgefäße. Das Schlagvolumen des Herzens wird gesteigert, und zwar bei gleichbleibender oder nur mäßig ansteigender Pulsrate. Folglich kommt es zu einer Erhöhung des Blutdrucks. Um mit Paracelsus, dem berühmten Arzt der frühen Neuzeit, zu sprechen: »Die Dosis macht das Gift!« Im Gegensatz zu den ätherischen Ölen sind Flavonoide fast alle wasserlöslich. Beim klassischen Aufbrühen eines Tees werden sie daher in hohem Maß aus der Pflanze herausgezogen.

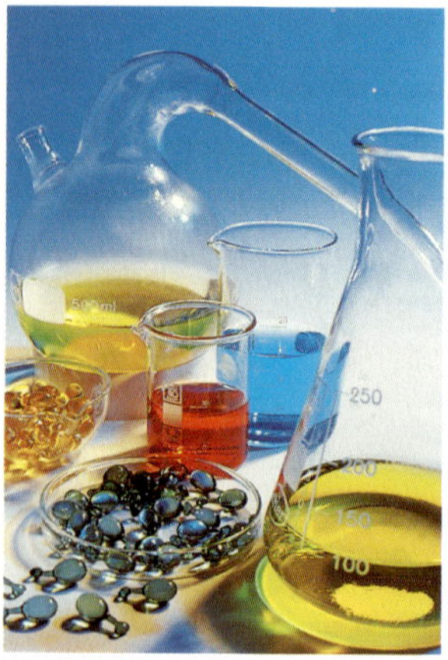

Viel Arbeit im Chemielabor war nötig, bevor man in der Lage war, die ersten pflanzlichen Wirkstoffe zu isolieren.

Was Arnika sonst noch zu bieten hat

Auch viele weitere Inhaltsstoffe konnten Laborwissenschaftler in der Arnika bislang nachweisen. Über die speziellen Wirkungen, die die einzelnen Verbindungen im menschlichen Organismus haben, ist hingegen noch längst nicht alles bekannt. Von Cholin, einem Spaltprodukt des Lezithins z. B. weiß man, dass es blutdrucksenkend wirkt, über die Procyanidine, die erst kürzlich in Arnikablüten nachgewiesen wurden, kann man hingegen nur Spekulationen anstellen. Sie sind auch in Weißdornblüten enthalten und gelten als die wesentlichen Wirkstoffe des Weißdorns auf das Herz. Die Vermutung liegt nahe, dass die in Arnikablüten gebildeten Procyanidine vergleichbare Wirkung zeigen.

Die Substanzen Umbelliferon und Scopoletin gehören chemisch zur Gruppe der Cumarine, die im Körper die Bildung von Blutgerinnungssubstanzen hemmen und in der Medizin daher als so genannte Antikoagulanzien zur Verhinderung von Blutgerinnseln eingesetzt werden.

Unter den Sesquiterpenen, einer Gruppe von Substanzen, die als Bestandteile von ätherischen Ölen, als Bitterstoffe oder als Pflanzenhormone bekannt sind, fand sich in der Arnika vor allem das Helenalin. Von diesem Stoff ist eine Reizwirkung auf Haut und Schleimhäute nachgewiesen, ebenso eine unmittelbare Wirkung auf das Herz.

Auch Phenolcarbonsäuren tauchen in den Ergebnislisten von Arnikaanalysen auf, darunter Kaffeesäure, Chlorogensäure und Cynarin.

Wenn auch die Wirkstoffe der nordamerikanischen Wiesenarnika, die für kommerzielle Zubereitungen oft herangezogen wird, in ihrer Zusammensetzung nicht genau denen unserer heimischen Arnika entsprechen, fällt doch der Unterschied in der Heilwirkung nicht ins Gewicht.

Das Zusammenwirken ist entscheidend

Die oben genannten und Dutzende weitere charakteristische Inhaltsstoffe werden die Wissenschaftler wohl noch lange beschäftigen. Noch sind sie keineswegs alle ausreichend analysiert, geschweige denn in ihrer medizinischen Wirkungsweise klar erkannt.

So eindrucksvoll die Detailkenntnis der Wissenschaftler auch sein mag, gesichert lässt sich heute nur sagen, dass an den verschiedenen Heilwirkungen der Arnika eine Vielzahl unterschiedlicher Inhaltsstoffe beteiligt ist.

Arnika aus der Retorte?

Die moderne Labortechnik macht es nicht nur möglich, die einzelnen Inhaltsstoffe von Heilpflanzen genau zu analysieren und ihre chemische Struktur aufzuklären. Viele von ihnen kann man heute auch aus den Pflanzen isolieren, um sie in reiner Form als Heilmittel anzuwenden. Nicht wenige dieser Wirkstoffe werden sogar bereits auf rein synthetischem Weg hergestellt.

Indem man die Inhaltsstoffe der Arnikadroge mit Hilfe der labortechnischen Methode der Chromatografie in ihre Dutzende von Einzelsubstanzen zerlegt, lässt sich die Identität der Droge zweifelsfrei feststellen.

Wäre eine großtechnische Produktion der verschiedenen Arnikawirkstoffe nicht eine elegantere und vor allem preiswertere Lösung als etwa der Feldanbau der Pflanze, wenn es darum geht, Arnikawirkstoffe zu gewinnen? Die Bestände der Art würden dabei gleichzeitig geschont. Zudem könnte man von den Arzneien soviel herstellen wie gebraucht wird, und zwar zu jeder Jahreszeit.

Pflanze bleibt Pflanze

Wie so oft in der Natur gilt aber auch bei der Heilpflanze Arnika: Das Ganze ist viel mehr als die Summe seiner Einzelteile.

Die auf den vorangehenden Seiten aufgeführten Substanzen machen nur einige – wenn auch zugegebenermaßen bedeutende – Inhaltsstoffe der Pflanze aus. In kleinen und kleinsten Mengen sind aber noch Hunderte weiterer Substanzen, so genannte Begleitstoffe, im Pflanzengewebe enthalten. Sie alle sind an der Heilwirkung der Arnika beteiligt, sei es durch eigene Wirksamkeit, sei es, indem sie die Wirkung der Hauptinhaltsstoffe verstärken.

Die beste Arnikatinktur ist und bleibt daher die, die wie schon zu Großmutters Zeiten aus der natürlich gewachsenen Arnikapflanze gewonnen wird.

Vorsicht, Gift!

Viele glauben, mit dem Griff zu einer Kräutermedizin könne man grundsätzlich nichts falsch machen. Es ist jedoch ein weit verbreiteter Irrtum, ein biologisches oder natürliches Mittel sei in jedem Fall unschädlich und könne daher bedenkenlos angewendet werden. Schlimmstenfalls helfe das gewählte Mittel eben nicht, ist eine häufig geäußerte Meinung – die sich bei einigen Pflanzen fatal auswirken kann.

In pharmazeutischen Beschreibungen der Arnikadroge heißt es oft lapidar: »Wegen der Gefahr von Nebenwirkungen ist von innerlicher Anwendung abzuraten.« Diese Mahnung ist ernst zu nehmen, denn die Nebenwirkungen können bei falscher Anwendung der Arnika

Die innerliche Anwendung von Arnika sollte nur unter ärztlicher Kontrolle erfolgen. Eine Überdosis der Wirkstoffe kann Schwindelgefühle, Magenkrämpfe und schwere Herzstörungen hervorrufen.

Kommission E über Arnika – innerliche Anwendung nicht empfehlenswert!

Die Kommission E, eine vom deutschen Gesundheitsministerium ins Leben gerufene Sachverständigenkommission aus Ärzten, Heilpraktikern, Pharmakologen, Toxikologen, Statistikern und Pharmazeuten, hat sich 1978 bis 1993 mit der Wirksamkeit und Unbedenklichkeit von Arzneipflanzen befasst. Ihre Empfehlungen, veröffentlicht im Bundesanzeiger, sollen, wie es so schön heißt, »dem Laien den Weg weisen, bei der Selbstmedikation die Grenzen der Phytotherapie (Pflanzenheilkunde) nicht zu überschreiten«.

Was die Arnika anbelangt, kam die Expertenkommission zu dem Urteil: Die innerliche Anwendung ist mit zu hohen Risiken behaftet und wird daher als »nicht empfehlenswert« eingestuft.

gravierend sein. Tatsächlich wurden schon Todesfälle durch Arnikavergiftung bekannt! Nun ist es aber, wie bereits erwähnt, eine Sache der Dosis, ob eine Heilpflanze (ebenso wie jedes andere Heilmittel) gänzlich wirkungslos bleibt, als heilsame Medizin oder aber als Unheil bringendes Gift wirkt. Bei einer so herzwirksamen Arzneipflanze wie der Arnika muss die Verordnung und richtige Dosierung für eine innerliche Anwendung in der Hand eines Arztes liegen.

Arnikazubereitungen wurden früher in entsprechend hoher Dosis auch als Abortivum verwendet, d. h. als Mittel, um gezielt eine Fehlgeburt herbeizuführen.

In Tierversuchen lässt sich beweisen, dass mit Arnika in hoher Dosis ohne weiteres ein Herzstillstand herbeizuführen ist. Französische Forscher entdeckten eine krampfauslösende Wirkung der Arnika, die der von Strychnin vergleichbar ist. Andererseits kam es auch zu gegenteiligen Effekten mit Gefühllosigkeit und Lähmungserscheinungen, die von einer Lähmung der Rückenmarksnerven hervorgerufen werden. Mit diesem Einfluss von Arnikawirkstoffen auf das Nervensystem wird auch erklärt, dass Arnika – in richtiger Dosierung – Krampfzustände an den Kreislauforganen beseitigen kann, wie sie bei manchen Formen von Bluthochdruck und bei Angina pectoris vorliegen.

Zu starker Tobak für die Haut

Durch Umschläge mit einer zu wenig verdünnten Arnikalösung oder durch zu lange äußerliche Anwendung kommt es immer wieder zu mehr oder weniger starken Hautreizungen. Nicht nur eine Rötung der Einreibestelle, auch eine regelrechte Dermatitis (Hautentzündung) mit Bläschenbildung kann daraus resultieren. Ebenso können bei längerer bzw. wiederholter Anwendung an der behandelten Stelle schmerzhafte Ekzeme auftreten. Sogar Nekrosen (Absterben von Hautbezirken) wurden nach unsachgemäßer Arnikabehandlung schon beobachtet. Allerdings muss einschränkend gesagt werden, dass die Empfindlichkeit der Haut gegenüber Arnika offenbar individuell sehr verschieden ist.

Giftige Fliegenmaden

Neben Bohrfliegen der Gattung Trypeta benutzt eine kleine Fliegenart, genannt Phytomyza arnicae, die Arnika als Kinderstube für ihren Nachwuchs. Die Fliege bohrt ihre Eier in den Boden der Arnikablütenköpfchen, woraus die Larven schlüpfen und sich entwickeln. Diese Fliegenmaden wurden von verschiedenen Wissenschaftlern für die giftige Wirkung von Arnikazubereitungen verantwortlich gemacht. Da aber auch Tinkturen aus Arnikawurzeln beim Einnehmen giftig wirken, lassen sich die Maden nicht als die Alleinschuldigen für die Giftigkeit der Arnika verantwortlich machen; sie tragen aber wohl zur Giftwirkung bei.

Halten Sie sich bei der Verwendung von Arnikatinktur strikt an die Verdünnungsanweisungen. Wer nach dem Motto »Viel hilft viel« handelt, riskiert Hautschädigungen.

Allergisch auf Arnika

Wer auf Einreibungen oder Umschläge mit Arnikatinktur oder -aufguss umgehend mit einer Rötung der Haut reagiert, die womöglich mit Juckreiz und Pustelbildung einhergeht, hat sehr wahrscheinlich eine Arnikaallergie. Weil diese gar nicht so selten ist, empfiehlt es sich, vor einer ersten Anwendung von Arnika mit einigen Tropfen verdünnter Tinktur oder verdünntem Aufguss zu prüfen, ob man das Mittel verträgt. Zeigt sich innerhalb weniger Stunden eine deutliche Hautreaktion, sollte man lieber zu anderen Kräutern oder Heilmitteln greifen. Häufig ist eine Arnikaunverträglichkeit allerdings kombiniert mit einer Allergie auf andere Heilkräuter, insbesondere Kamille, Ringelblume, Beifuß, Schafgarbe, Löwenzahn und/oder Wermut.

Kann eine Heilpflanze den Arzt ersetzen?

Selbstmedikation ist der Fachausdruck dafür, wenn ein Kranker selbst hergestellte oder frei verkäufliche Arzneimittel einnimmt, ohne sich zuvor von einem Arzt untersuchen und beraten zu lassen. In den meisten Fällen besteht eine solche Selbstbehandlung in der Anwendung von Heilpflanzen.

Zweifellos ist es begrüßenswert, wenn Patienten nicht bei jedem kleinen Unwohlsein, bei jeder Bagatellerkrankung oder jeder geringfügigen Verletzung den Arzt aufsuchen – schon im Hinblick auf die finanzielle Situation der gesetzlichen Krankenkassen. Erprobte und bewährte Hausmittel gibt es schließlich für jedes Wehwehchen. Es ist weder notwendig noch wünschenswert, mit Kanonenkugeln auf Spatzen zu schießen.

Oft tut man besser daran, auf die Selbstheilungskräfte des menschlichen Organismus zu setzen. Heilpflanzen vermögen diese anzuregen und zu unterstützen, ohne sie durcheinanderzubringen. Sie sind – richtig angewandt – eine sanfte Medizin, die dem Körper hilft, sich selbst zu helfen. Schon Pfarrer Kneipp schrieb: »Immer und in allen Fällen gilt der goldene Grundsatz: Die gelindeste Anwendung ist die beste.«

Das große Aber

Unter den Einwänden, die vielfach gegen eine Selbstmedikation mit Heilpflanzen vorgebracht werden, sind vor allem zwei Argumente ernst zu nehmen:

- In vielen Fällen können Laien die Krankheitsanzeichen nicht richtig beurteilen. Hinter scheinbar harmlosen Symptomen verbergen sich möglicherweise ernsthafte Erkrankungen.
- Durch eigenes Herumdoktern wird ein letztlich doch notwendiger Arztbesuch nur unverantwortlich lange hinausgeschoben, was die Behandlung der nunmehr weit fortgeschrittenen Krankheit unnötig komplizieren kann.

Beide Argumente sind nur durch entsprechend verantwortungsbewusstes Verhalten vonseiten der Patienten zu entkräften. Um die eigene gesundheitliche Situation (oder die seines Kindes oder Angehörigen) richtig beurteilen zu können, muss man sich schon ein wenig mit dem menschlichen Körper, seinem Funktionieren und seinen überaus komplizierten Regulationsmechanismen befasst haben. Erst im akuten Bedarfsfall einen kurzen Blick in ein Nachschlagewerk über Symptome, Krankheiten und Heilmittel zu werfen, gibt im Allgemeinen keine ausreichende Sicherheit in der Diagnose.

Die Grenzen der Selbstbehandlung

Eine Selbstbehandlung, darüber sollte sich jeder im Klaren sein, zielt nicht darauf ab, ernsthafte Erkrankungen zu heilen, sondern die kleinen alltäglichen Störungen des Befindens zu kurieren. In jedem Zweifelsfall muss ein Arzt zurate gezogen werden. Die meisten Ärzte stehen heute der Behandlung mit Heilkräutern durchaus aufgeschlossen gegenüber und werden entsprechende Wünsche ihrer Patienten respektieren. Sie können aber auch beurteilen, wann es die Erkrankung oder die allgemeine Verfassung des Patienten erfordert, schwerere Geschütze aufzufahren.

Rufen Sie unbedingt einen Arzt, oder suchen Sie eine Arztpraxis auf, wenn

- Sie hohes Fieber oder sehr starke Schmerzen haben
- Bei einer akuten Erkrankung nach drei Tagen Behandlung mit Hausmitteln keine Besserung oder sogar noch eine Verschlimmerung eingetreten ist
- Die Selbstbehandlung mit Heilpflanzen zu plötzlich auftretenden Beschwerden führt, etwa Magenschmerzen, Erbrechen, Durchfall oder eine allergische Hautreaktion

Zur Behandlung einer chronischen Erkrankung sollten Sie Heilpflanzen nur nach Rücksprache mit Ihrem Arzt anwenden. Vor allem: Setzen Sie keine ärztlich verordneten Medikamente auf eigene Faust ab, um sie durch Heilpflanzenanwendungen zu ersetzen.

Vorsicht bei der Selbstbehandlung: In manchen Fällen ist der Arzt unersetzbar.

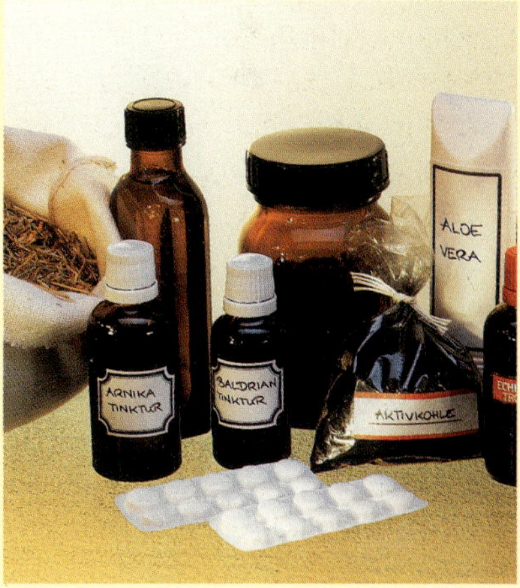

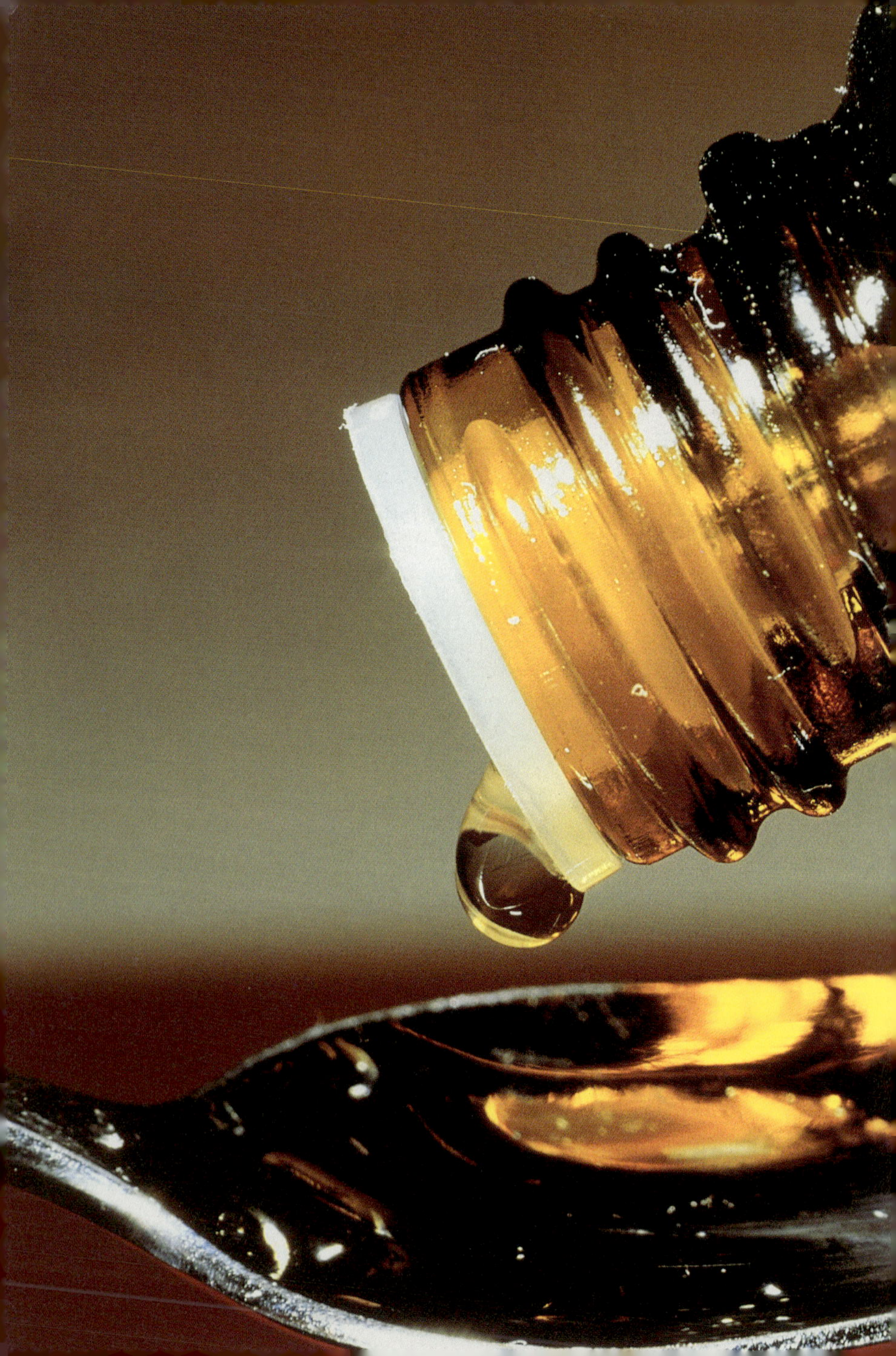

Droge, Tinktur und Aufguss

Arnikatinktur gehört zu den vielseitigsten Hausmitteln überhaupt und sollte tatsächlich in jeder Hausapotheke enthalten sein. In der praktischen Anwendung hat sie heute dem wässrigen Aufguss der Arnikadroge, dem Arnikatee also, bei weitem den Rang abgelaufen. Auch die Tinktur kann auf einfache Weise selbst hergestellt werden. Wer sich jedoch die äußerliche Anwendung noch einfacher machen will, kauft in der Apotheke Arnikasalbe oder -gelee.

Eine Arznei, die aus getrockneten oder frischen Heilpflanzen hergestellt wurde, bezeichnet man als Phytopharmakon, eine medizinische Behandlung mit Heilpflanzen als Phytotherapie.

Gewinnung der Arnikaarzneien

Nicht die Arnika heilt, sondern die in ihr enthaltenen Wirkstoffe. Diese kommen aber zum einen innerhalb der Pflanze sehr ungleich verteilt vor, zum andern hängt ihre jeweilige Konzentration stark von äußeren Umständen wie Witterung, Standort oder Alter der Pflanze ab. Würde man einfach die ganze Pflanze verwenden, so wie man sie gerade am Wegrand findet – sie z. B. zerdrücken und auf die verletzte Stelle legen, wie es in ältester Zeit gehandhabt wurde –, hätte man keinerlei Kontrolle darüber, wie viel von den Wirkstoffen tatsächlich an ihr Ziel gelangt.

Um die Wirkstoffe einer Heilpflanze wenigstens einigermaßen genau dosieren zu können, ist es notwendig, sie zunächst aus der Pflanze herauszuziehen (fachsprachlich: sie zu extrahieren), um sie dann dem Kranken in einer standardisierten Form verabreichen zu können.

Von der Pflanze zur Droge

Die meisten Wirkstoffe der Arnika stecken in den Blüten und in der Wurzel. Folglich sind dies die Pflanzenteile, die gesammelt, getrocknet und für die Zubereitung von Tinkturen oder Aufgüssen verwendet werden.

Weil die Pflanzen nicht immer und überall wachsen und blühen, macht man die gesammelten Pflanzenteile, die nicht sofort weiterverarbeitet werden, durch Trocknen haltbar. Dadurch wird die Arzneipflanze zur Droge. Das Wort »Droge« leitet sich vom altdeutschen »trocken« ab, ist also ursprünglich keineswegs nur auf suchterzeugende Rauschmittel bezogen.

Getrocknete Arnikablüten, die Sie zum Ansetzen einer Tinktur oder für einen Aufguss brauchen, sollten Sie sich in der Apotheke besorgen, statt die geschützten Pflanzen selbst zu sammeln.

Kaufen oder selbst sammeln?

Der gegenwärtige Trend zum »Do it yourself« macht auch vor Heilmitteln nicht Halt, insbesondere wenn es sich um altbewährte Hausmittel handelt, die auch unsere Groß- und Urgroßmütter schon selbst angesetzt haben. Doch spricht gerade bei Heilpflanzenzubereitungen so manches gegen das Selbermachen.

Davon abgesehen, dass die Arnika in Deutschland, Österreich und der Schweiz unter strengem Naturschutz steht (siehe Seite 20ff.) und daher aus Wildbeständen nicht gesammelt werden darf, schwankt ihr Wirkstoffgehalt von Standort zu Standort, von Jahr zu Jahr und von Monat zu Monat in einer Weise, die vom Laien nicht überprüft werden kann. Die Verwendung solcher Pflanzen macht im Grunde genommen alle genauen Rezepturen und Dosierungsanleitungen hinfällig.

Wer sich – aus welchen Gründen auch immer – dennoch die Mühe machen will, die Pflanzen selbst zu ernten und zu trocknen, sollte sich die benötigte Arnika im Garten ziehen (siehe Seite 44ff.).

Qualität aus der Apotheke

Getrocknete Arnika, wie man sie in jeder Apotheke kaufen kann, stammt keinesfalls aus geschützten Beständen. Für kommerzielle Zwecke wird Arnika heute auf geeigneten Flächen auf Feldern angebaut. Es versteht sich von selbst, dass die auf Heilpflanzenproduktion spezialisierten Betriebe den Grundsätzen des biologischen Anbaus folgen.

Manchmal enthalten die bei uns käuflichen Arnikadrogen auch Pflanzen aus südeuropäischen Ländern, in denen die Art nicht geschützt ist, teilweise wird die nahe verwandte amerikanische Wiesenarnika (Arnica chamissonis) für die Droge verwendet.

In jedem Fall aber garantiert der Apotheker, dass die Droge, die er verkauft, dem Arzneibuch entspricht. Das derzeit gültige Deutsche Arzneibuch (DAB10) schreibt für jede Arzneipflanzendroge eine ganz bestimmte Qualität vor, einschließlich des Nachweises eines bestimmten Wirkstoffgehalts.

Apothekerlatein

Zur Kennzeichnung einer Droge setzt der Apotheker hinter den Pflanzennamen noch die lateinische Bezeichnung des für die Droge verwendeten Pflanzenteils:

- *flos* für Blüte
- *radix* für Wurzel
- *folia* für Blatt
- *herba* für sämtliche oberirdische Pflanzenteile
- *planta tota* für die ganze Pflanze, einschließlich der Wurzel

Vertrauen ist gut, Kontrolle ist besser

So durchläuft die geerntete Arnika eine Reihe gesetzlich geregelter Prüfungen, bevor sie in das Verkaufsregal der Apotheke gelangt. Die erste wird vom Drogengroßhandel, üblicherweise in deren eigenen Laboratorien, durchgeführt, die zweite im Zentrallabor der Deutschen Apotheker in Eschborn, die Endkontrolle schließlich vom Apotheker selbst – schon um sicher zu gehen, dass nicht etwa zuletzt noch beim Abfüllen ein Etikett verwechselt wurde oder ein ähnliches Versehen passierte.

In der Fachsprache des Apothekers, die nach wie vor Latein ist, heißt die Arnikatinktur Tinctura Arnicae.

Wer also seine Arnikatinktur nach Großmutterart selbst ansetzen will, ist gut beraten, die dafür benötigte Droge in der Apotheke zu kaufen. Er erwirbt damit in jedem Fall garantierte Qualität.

Fertigarzneien mit Arnika

Die umfangreichen Qualitätskriterien und -prüfungen, die für die reine Arnikadroge vorgeschrieben sind, gelten natürlich ebenso für die verschiedenen Heilmittel, die von kommerziellen Betrieben hergestellt werden und für die Arnikaextrakte mit Arzneibuchqualität Verwendung finden.

Großtechnische Betriebe wie z. B. Weleda gehen üblicherweise nicht den Umweg über die Trocknung des Pflanzenmaterials, sondern bereiten aus den frisch geernteten Pflanzenteilen sofort einen Extrakt, der dann zu den verschiedenen Heilmitteln und Körperpflegepräparaten weiterverarbeitet wird.

Das frische Pflanzengut wird zuerst sorgfältig verlesen, dann klein geschnitten und zwischen Steinwalzen zerquetscht. In großen Bottichen wird dieser Pflanzenbrei mit einem genau bemessenen Alkohol-Wasser-Gemisch vermengt und unter wiederholtem Umrühren bei Raumtemperatur über einige Wochen ausgezogen. Was nach dem Abpressen der Pflanzenteile an Lösung übrigbleibt, ist die so genannte Urtinktur. Diese muss nunmehr eine umfangreiche Liste analytischer Prüfungen durchlaufen, bevor sie als eine Ausgangssubstanz bei der Herstellung von Salben, Gelees, Cremes und Lotionen dienen kann.

Arnikamedizin aus eigener Küche

Wenngleich es Arnikatinktur in jeder Apotheke zu kaufen gibt, lässt sie sich doch auch auf einfache Weise selbst herstellen. Ein Aufguss muss ohnehin bei Bedarf jedes Mal frisch zubereitet werden.

Zubereitung der Tinktur

Um eine Arnikatinktur herzustellen, bedarf es nicht vieler Zutaten und auch keiner besonderen Gerätschaften. Das Rezept finden Sie im Kasten.

Der verwendete Alkohol dient nicht allein als Lösungsmittel für die Wirkstoffe der Arnika, er macht die Tinktur zugleich haltbar.

Weil die wirksamen Inhaltsstoffe jedoch licht- und sauerstoffempfindlich sind, muss die Tinktur dunkel und möglichst luftdicht verschlossen aufbewahrt werden. Doch auch bei richtiger Aufbewahrung ist davon auszugehen, dass nach einem Jahr nur noch ein Bruchteil der

In manchen Rezepten wird empfohlen, eine Tinktur mit 20 Gramm getrockneter Arnika auf 100 Milliliter Alkohol anzusetzen. Eine solche konzentriertere Tinktur muss bei den verschiedenen Anwendungen etwas stärker verdünnt werden.

Arnikatinktur

- 100 ml 70-prozentiger Alkohol aus der Drogerie oder Apotheke
- 10 g getrocknete Arnikablüten

Die Blüten gegebenenfalls klein zupfen oder rebeln und in ein dunkelwandiges, verschließbares Glasgefäß füllen. Mit dem Alkohol übergießen. Das Gefäß schließen, bei Raumtemperatur stehen lassen, nur gelegentlich umschütteln.

Nach 14 Tagen die Arnikablüten abseihen. Den noch trüben alkoholischen Extrakt nach etwa 1 weiteren Woche klarfiltern, am besten mit Hilfe eines Papierfilters, z. B. eines ungebleichten Kaffeefilters.

Aufgrund seiner möglichen Nebenwirkungen sollte der Arnikaaufguss nicht wie ein Tee getrunken, sondern nur äußerlich angewendet werden.

ursprünglichen Wirkstoffe darin vorhanden ist. Man sollte also die Arnikatinktur stets innerhalb kurzer Zeit verbrauchen.

Vor dem Anwenden verdünnen

Achtung: Unverdünnt angewendet kann Arnikatinktur Hautreizungen verursachen. Vor einer Anwendung muss sie deshalb noch mit Wasser vermischt werden. Für Einreibungen verdünnt man eine nach obigem Rezept hergestellte Tinktur mindestens im Verhältnis 1:1 mit Wasser. Für Umschläge gibt man 1 bis 2 Esslöffel der Tinktur auf 1/2 bis 1 Liter Wasser, zum Gurgeln etwa 10 Tropfen auf 1 Glas Wasser.
Bei fertig gekauften Arnikatinkturen lesen Sie bitte in der Packungsbeilage, auf welche Weise sie anzuwenden sind. Wenn Sie sich vom Apotheker ein Fläschchen Tinktur aus seinen Vorräten abfüllen lassen, vergessen Sie nicht, sich zugleich nach den dafür empfohlenen Verdünnungen zu erkundigen und sich eventuell eine kurze Notiz machen zu lassen.

Zubereitung eines Aufgusses

Anders als bei der Tinktur ist bei einem Aufguss, den man etwa für Umschläge oder zum Gurgeln verwendet, heißes Wasser das alleinige Lösungsmittel für die Wirkstoffe der Pflanze.

Arnikaaufguss

- 1 EL getrocknete, klein gerebelte Arnikablüten
- 1/4 l Wasser

Die Blüten in ein Schälchen geben und mit kochendem Wasser übergießen. 10 bis 15 Minuten ziehen lassen, dann abseihen.

Umschläge – richtig gemacht

Einen Arnikaumschlag kann man sowohl mit verdünnter Tinktur (1 bis 2 Esslöffel Tinktur auf 1/2 Liter Wasser) als auch mit einem Aufguss machen. In jedem Fall brauchen Sie etwa 1/2 Liter Flüssigkeit, die zur Behandlung von Prellungen, Verstauchungen und dergleichen Verletzungen warm sein kann, bei allen entzündlichen Prozessen dagegen kühl sein sollte.
Tauchen Sie ein sauberes Baumwoll- oder Leinentuch in die Flüssigkeit, wringen Sie es leicht aus, und legen Sie es auf die erkrankte oder verletzte Körperstelle. Umwickeln Sie das Ganze mit einem großen, trockenen Tuch. Der Umschlag sollte etwa 1 Stunde lang einwirken.

Bei kleineren Verletzungen ist es praktisch, ein mehrfach gefaltetes Zellstofftuch (z. B. ein Papiertaschentuch) für den Arnikaumschlag zu verwenden. Legen Sie eine solche Kompresse mehrmals täglich für 10 Minuten oder länger auf.

Entzündungen mit Kühle bekämpfen

Immer wenn eine Entzündung zum Abklingen gebracht werden soll, wäre es grundfalsch, den Umschlag mit einem wasserundurchlässigen Material nach außen abzuschließen. Dadurch würde verhindert, dass die Flüssigkeit verdunsten kann, und anstelle eines angenehm kühlenden Verbandes entstünde eine warme, feuchte Kammer, in der sich die Entzündung noch verstärken würde. Wickeln Sie den Umschlag auch nicht fest um den erkrankten Körperteil. Er sollte ganz locker anliegen. Daher ist es am besten, solche Verbände im Liegen anzulegen.
Bei einem größeren Arnikaumschlag empfiehlt es sich jedoch, ein Stück Kunststofffolie oder anderes wasserdichtes Material unterzulegen, damit Bett, Sofa oder Kissenunterlage vor der Nässe geschützt sind, die mit der Zeit durch die Tücher nach unten sickert. Hauptsache, der Umschlag behält ausreichend Luftkontakt, um die Verdunstung zu gewährleisten.

Arnika im Garten

Wer einen Garten sein eigen nennt und darin gerne auch Wildkräutern ein Plätzchen einräumt, kann mit einigem gärtnerischen Geschick auch die Arnika kultivieren und sich so eine Möglichkeit schaffen, die Heilpflanze vor der eigenen Haustür zu sammeln.

Fast sind die sattgelben Strahlenblüten der Heilpflanze zu schade, um sie in vollem Flor abzuzupfen und zu trocknen. Schließlich zaubert die Arnika wunderschöne Farbtupfer in die Blumenbeete. Die genügsame Wildstaude bildet einen höchst auffälligen Schmuck im Steingarten oder in mageren Blumenwiesen. Besonders vor dem dunklen Hintergrund von Nadelgehölzen wirkt sie so dekorativ, dass sie es in der Schmuckwirkung mit so mancher gezüchteten Gartenblume aufnehmen kann.

Grundsätzliches zum Arzneipflanzenanbau

Will man aus den im Garten gezogenen Pflanzen Heilmittel herstellen, sollte man im eigenen Interesse folgende Punkte beachten:

- Das verwendete Saatgut muss abgesichert sein, d. h. es muss sich mit Bestimmtheit um die vorgesehene Pflanzenart handeln. Pflanzen aus Samen, die Sie von der Nachbarin geschenkt bekommen haben oder die ein Freund aus dem Urlaub mitgebracht hat, sollten Sie mit Hilfe eines guten Bestimmungsbuchs zweifelsfrei identifizieren, bevor Sie daraus gezogene Pflanzen medizinisch anwenden.
- Der Boden sollte nicht umweltverschmutzt sein, der Garten bzw. die Pflanzstelle nicht unmittelbar neben einer stark befahrenen Straße liegen.
- Während die Pflanzen heranwachsen, dürfen keine Schädlingsbekämpfungsmittel verwendet werden. Deren giftige Bestandteile reichern sich zum Teil stark im pflanzlichen Gewebe an und finden sich letztendlich in den aus den Heilpflanzen bereiteten Arzneimitteln wieder.
- Achten Sie bei der Ernte darauf, dass das Sammelgut keine von Schädlingen oder Schimmelpilzen befallenen Pflanzen enthält. Kleine Fliegenmaden etwa, die in den Blütenköpfchen der Arnika leben, sind giftig, und Schimmelpilze können u. a. Krebs auslösende Substanzen erzeugen.

Ansprüche einer Anspruchslosen

Arnika gedeiht am besten auf einem sandigen, sauren Boden, der stets leicht feucht sein sollte. Sie kommt mit sehr wenig Nährstoffen aus, ja sie braucht sogar unbedingt ein karges Milieu. Auf gut gemeinte Düngung reagiert sie ausgesprochen ungnädig, mit schlechtem Wuchs nämlich und mit ausbleibender Blüte.

Das zweite, was die Arnika gar nicht verträgt, ist Kalk im Boden. Sollte der Gartenboden kalkhaltig sein, muss man der Arnika eine kalkfreie Kulturerde geben, wie man sie beispielsweise auch für Rhododendronpflanzungen oder einen Heidegarten verwendet.

Der Standort der Arnika sollte möglichst absonnig liegen, d. h. die meiste Zeit des Tages sehr hell sein, ohne dass aber die Sonne prall darauf scheint und ihn übermäßig erwärmt.

Für Nachwuchs sorgen

Die an sich ausdauernd wachsende Arnikastaude ist im Garten auch an Standorten, die ihren Ansprüchen weitgehend gerecht werden, nur rela-

Keine leichte Sache ist es, Arnika im eigenen Garten zu ziehen.

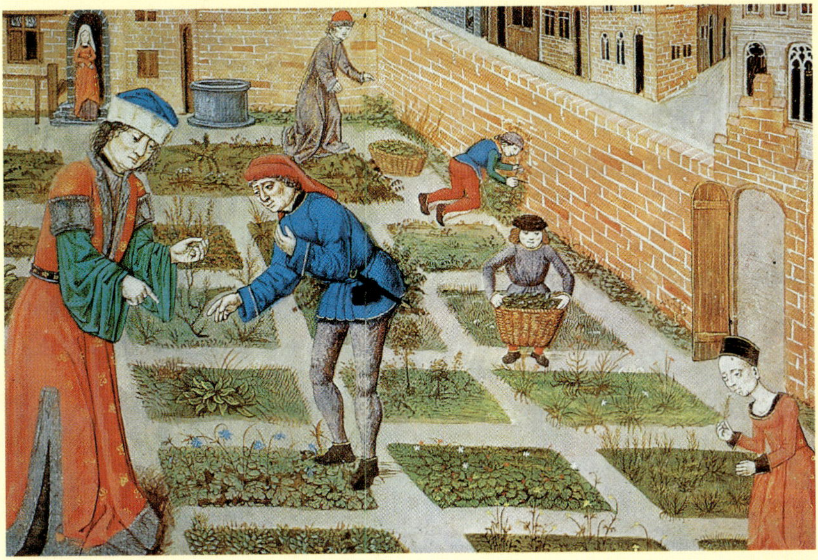

tiv kurzlebig. Nach einigen Jahren des Blühens und Gedeihens wird sie in einem Frühjahr plötzlich nur noch kümmerlich erscheinen und im nächsten Jahr womöglich ganz ausbleiben.

Daher sollte man vorsichtshalber durch regelmäßige, alljährliche Aussaat für Nachwuchs sorgen. Lassen Sie dazu einfach einige Blüten an der Pflanze stehen, bis deren Samen herangereift sind.

Entweder säen sich die Pflanzen dann selbst aus, oder Sie nehmen die Samen ab und streuen sie an der vorgesehenen Stelle aus. Warten Sie mit der Aussaat aber nicht bis zum nächsten Frühjahr, sondern nehmen Sie sie noch im Herbst vor. Die Arnika gehört nämlich zu den so genannten Kaltkeimern, d.h. ihre Samen brauchen die winterliche Kälte als notwendigen Reiz, um dann im Frühjahr, bei entsprechend warmer Witterung, auskeimen zu können.

Erntezeit

Meist bringen die Arnikapflanzen erst im zweiten Jahr Blüten hervor oder blühen kräftig genug, dass sich eine Ernte lohnt. Der höchste Wirkstoffgehalt der kleinen, gelben Sonnen ist erreicht, nachdem sie voll erblüht sind. Das ist – einen normalen jährlichen Witterungsverlauf vorausgesetzt – etwa um den Johannistag (21. Juni) der Fall und hält bis in den Juli hinein an. Sofern man es zur Gewinnung der Heilpflanzendroge auf die Wurzelstöcke der Arnika abgesehen hat, muss man sich bis zur Ernte noch ein gutes Stück länger gedulden als bei den Blüten. Erst im dritten oder vierten Jahr sind die Wurzelstöcke dick genug, dass es sich lohnt, die Pflanze auszugraben. Die richtige Jahreszeit hierfür ist das Frühjahr oder der Herbst. Trockenes Wetter ist im Fall der Wurzelernte nur insofern vorzuziehen, als sich Grabearbeiten bei nasser Erde bekanntlich wenig angenehm gestalten.

Richtig sammeln

Für die üblichen Arnikatinkturen und -aufgüsse finden nur die Blütenköpfchen der Pflanze Verwendung. Sie dürfen keine Beimengungen anderer Pflanzen enthalten. Sie sollten unbedingt bei trockenem Wetter geerntet werden. Dann ist der Wassergehalt der Pflanzen nämlich relativ gering und somit die Konzentration der Wirkstoffe am höchsten.

Im Allgemeinen ist die beste Zeit für die Ernte – schönes Wetter vorausgesetzt – vom späten Vormittag bis in den Nachmittag hinein, etwa von 10 bis 16 Uhr, weil die Vegetation dann gewöhnlich am trockensten ist.

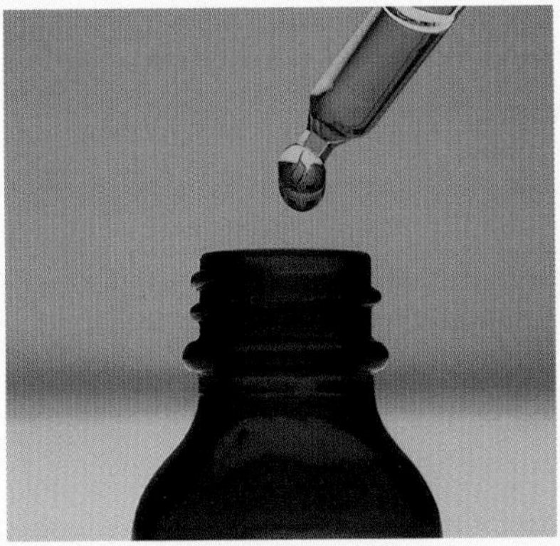

Die Arnikatinktur braucht ein dunkles Aufbewahrungsgefäß.

Schonend trocknen

Um die Inhaltsstoffe der Heilpflanze möglichst zu schonen, dürfen die geernteten Blütenköpfchen beim Trocknen nicht der prallen Sonne ausgesetzt werden. Man breitet sie vielmehr auf einem Tuch oder einem Zeitungsbogen an einem luftigen Ort im Schatten aus. Das kann an einer windgeschützten Stelle im Garten sein, gut eignet sich dafür aber auch z. B. ein ausreichend belüfteter Dachboden. Wer die Blüten mitsamt den langen Stielen gekappt hat, kann sie auch zu Bündeln zusammenbinden und kopfunter an einer gespannten Schnur aufhängen. Je nach herrschender Luftfeuchtigkeit dauert es drei bis acht Tage, bis die Pflanzen richtig durchgetrocknet sind.

Sollte nach der Ernte das Wetter umschlagen und sich dann anhaltend feucht geben, hilft nur eine künstliche Nachtrocknung der Pflanzenteile. Am einfachsten legt man sie auf einen Heizkörper oder Kachelofen – sofern man eine solche Wärmequelle im Sommer in Betrieb nehmen will. Ein Umluftbackofen erfüllt jedoch auch den Zweck, es ist nur darauf zu achten, ihn nicht über 35 °C aufzuheizen, weil sonst vor allem die heilkräftigen ätherischen Öle aus dem Pflanzenmaterial entweichen.

Zu guter Letzt werden die gelben Einzelblüten aus den breiten Blütenböden gezupft. Bis man sie zur Herstellung einer Tinktur oder eines Aufgusses verwendet, bewahrt man sie in einem dunklen, gut verschließbaren Glasgefäß auf.

Die Wurzeln

Arnikawurzeln finden heute überwiegend für homöopathische Präparate (siehe Seite 71ff.) Verwendung. Weil deren richtige Herstellung spezielle Kenntnisse und Fertigkeiten voraussetzt, wird man dies in der Regel wohl entsprechend ausgebildeten Heilpraktikern oder Apothekern bzw. den kommerziellen Arzneimittelherstellern überlassen. Für den Hausgebrauch spielt diese Droge kaum eine Rolle.

Zu den Gefahren einer innerlichen Anwendung von Arnika siehe auch Seite 31ff.

Innerliche Anwendung – nicht auf eigene Faust!

Noch einmal: Die innerliche Anwendung von Arnikazubereitungen, sei es Tinktur oder Aufguss, ist nicht ungefährlich! Damit soll keineswegs gesagt sein, dass Arnikatee oder die in kleiner Dosis eingenommene Tinktur nicht eine heilende Wirkung auf verschiedene Beschwerden oder Krankheiten ausüben kann, wie es der Erfahrungsschatz etlicher Jahrhunderte gezeigt hat. Man trank früher Arnikatee insbesondere als rasch wirksames Anregungsmittel bei Kreislaufschwäche, ebenso bei Herzbeschwerden wie Angina pectoris. So wird z. B. von Goethe berichtet, dass er sich bei seinen im Alter häufigen Anfällen von krampfhaften Herzschmerzen stets eine Tasse Arnikatee bringen ließ. Auch bei Erschöpfungszuständen, Menstruationsbeschwerden, Asthma, Gicht und Muskel- oder Gelenkrheumatismus wurde Arnikatee empfohlen.

In Anbetracht dessen aber, was man heute über die möglichen Nebenwirkungen weiß, die bei falscher Dosierung der Arnikawirkstoffe auftreten können, gehört die innerliche Anwendung von Arnika in die Hand eines Arztes. Tatsächlich ist Arnikaextrakt in einer Anzahl von Medikamenten enthalten, insbesondere in solchen zur Behandlung von Herz- und Kreislauferkrankungen wie z. B. das Herztonikum Arnicorin® gegen Angina pectoris und Koronarsklerose. Diese Arzneimittel sind jedoch verschreibungspflichtig.

Bevor Sie eine der wenigen zur innerlichen Anwendung bestimmten Fertigarzneien mit Arnika, die frei erhältlich sind, einnehmen (z. B. den Kneipp® Herz- und Kreislauftee), sollten Sie Ihren Arzt fragen.

Fertigpräparate mit Arnika

Von den in der Apotheke rezeptfrei erhältlichen Heilmitteln, die Arnika enthalten, seien an dieser Stelle nur einige stellvertretend vorgestellt.

Weleda Arnikagelee

Das Gelee besteht aus einem alkoholischen Auszug aus Arnika, der mit einem Geliermittel angedickt und dadurch streichfähig gemacht wurde. Man wendet es in denselben Fällen an, in denen Umschläge mit verdünnter Arnikatinktur empfohlen werden. Es ist nur eben praktischer zu handhaben und eignet sich daher besonders für geringfügigere Verletzungen, etwa kleinere blaue Flecken oder Verstauchungen eines Fingerglieds. Tragen Sie das Gelee mehrmals täglich auf die verletzte Stelle auf, und lassen Sie es antrocknen.

Besonders wirkungsvoll ist ein Salbenverband, den man über Nacht anlegt. Tragen Sie die Arnikasalbe dick auf, und decken Sie sie mit einem trockenen Tuch oder einer Binde ab.

Weleda Arnikasalbe 10%

Die Salbe enthält zu zehn Prozent einen Arnikaextrakt aus der ganzen Pflanze. Sie hat ihren Anwendungsschwerpunkt bei der Nachbehandlung von Verletzungen und Erkrankungen, vor allem dann, wenn der Heilungsprozess verzögert ist. Man trägt sie mehrmals täglich auf die zu behandelnde Stelle auf.

Arnica Kneipp® Salbe

Die Salbe enthält zehn Prozent ätherisches Öl aus Arnika, außerdem Kamillenöl, Heparin, Guajazulen sowie Sojalezithin. Sie wirkt wohltuend bei müden, schweren und schmerzenden Beinen und lässt Schwellungen und Stauungen zurückgehen. Ebenso ist sie bei Verstauchungen, Prellungen und Blutergüssen anzuwenden. Das Arnikaöl wirkt schmerzlindernd und entzündungshemmend und fördert den Heilungsprozess im erkrankten oder verletzten Gewebe. Kamillenöl und Guajazulen unterstützen diese Wirkung noch. Heparin hemmt die Blutgerinnung, entspannt die Gefäßmuskulatur und verbessert die Blutzirkulation. Schwellungen und Blutergüsse werden rascher abgebaut.

Falls vom Arzt nicht anders verordnet, trägt man die Salbe morgens und abends auf die erkrankte Stelle auf und massiert sie sanft in die Haut ein. Sie zieht schnell ein und fettet nicht.

Kombinationspräparate zur wohltuenden Gesundheitspflege werden auch auf Seite 99f. beschrieben.

Kombinationspräparate

Fertigpräparate enthalten häufig auch Wirkstoffkombinationen aus verschiedenen Heilpflanzen, die sich bei manchen Beschwerden als vorteilhaft erwiesen haben. Man kann die Arnika auch selbst mit einem oder zwei weiteren Heilkräutern mischen, um für bestimmte Erkrankungen eine besonders wirksame Arznei zu erhalten. Im folgenden Kapitel über die verschiedenen Arnikaanwendungen werden, wo es angebracht ist, auch Ratschläge für solche Kombinationen gegeben.

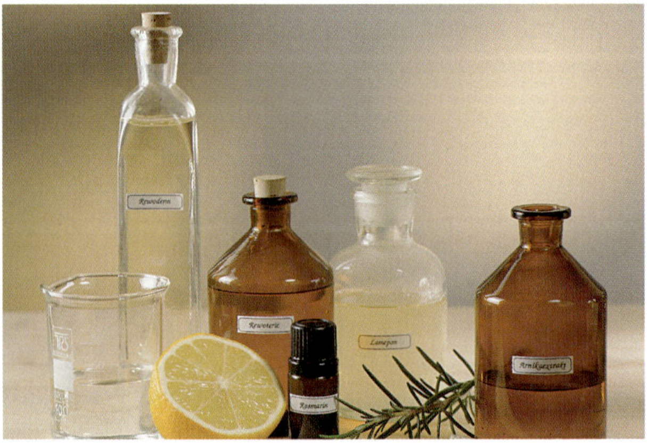

Ob aus der Apotheke oder selbst gemacht – Arnikatinktur ist eine Bereicherung für die Hausapotheke. Vor allem die Kombination mit anderen Heilkräutern eröffnet viele Behandlungsmöglichkeiten.

Arnika – wofür und wogegen?

Kaum eine Heilpflanze ist im Alltag so vielseitig einsetzbar wie die Arnika. Bei allen nicht blutenden, stumpfen Verletzungen sind Arnikaumschläge oder -einreibungen die Methode der Wahl. Im Grunde gehört Arnikatinktur in jede Hausapotheke. Insbesondere Sportler sollten sie stets zur Hand haben, und auch in einem Haushalt mit Kindern leistet sie oft genug gute Dienste. Situationen, in denen die Heilkraft der Pflanze rasch Schmerzen lindern und den Heilungsprozess erheblich fördern kann, gibt es in jeder Familie zuhauf.

Da Zerrungen, Prellungen, Verstauchungen und ähnliche Blessuren zu den häufigsten Sportverletzungen zählen und zudem meist abends oder am Wochenende passieren, gehört ein Fläschchen Arnikatinktur in jede Sporttasche.

Stumpfe Verletzungen

Stumpfe Verletzungen wie Prellungen und Quetschungen, Muskelzerrungen, kleinere Muskelfaserrisse, Verrenkungen und Verstauchungen sind im Alltag häufig, vor allem bei Menschen, die Sport treiben. All diesen Verletzungen gemeinsam ist, dass sie sich unter der Körperoberfläche abspielen, mit Schmerzen verbunden sind und zu Schwellungen infolge von Ödemen und Ergüssen führen. Arnikaumschläge sind in jedem Fall die bestmögliche Anfangstherapie. Sie lindern bemerkenswert schnell den Schmerz und leiten rasch den Heilungsprozess ein.

Anwendung: *Behandeln Sie die verletzte Stelle so bald wie möglich mit Arnika. Je weniger Zeit nach der Verletzung verstrichen ist, desto wirksamer wird die Behandlung mit Arnika sein.*

Wichtig ist daneben auch, dass der verletzte Körperteil möglichst ruhig gestellt wird. Versuchen Sie, einen verstauchten Fuß möglichst wenig zu belasten.

Schwere Muskelzerrungen können so schmerzhaft sein, dass sogar das Wechseln des Arnikaumschlags für den

Patienten eine Qual bedeutet. Lassen Sie dann den Umschlag auf der Haut liegen, und beträufeln Sie ihn in Abständen mit frischer (verdünnter) Arnikatinktur.

Blutergüsse

Kälte hält einen Bluterguss so klein wie möglich und lindert die Schmerzen. Kaltes Wasser direkt aus dem Hahn und kühlende Umschläge helfen also zusätzlich.

Nicht nur Kinderbeine und die Schienbeine von Fußballspielern sind oft übersät mit blauen Flecken. Es kann jeden von uns täglich treffen, schneller als man denkt. Eine falsche Bewegung, ein Sturz, ein Stoß, und am nächsten Tag ist die gestoßene Stelle dunkelblau verfärbt, geschwollen und druckempfindlich. Ein Fall für Arnika! Denn Arnika fördert die Resorption des ins Gewebe ausgetretenen und geronnenen Blutes und bringt so den blauen Fleck rascher zum Verschwinden. Gleichzeitig empfindet man die schmerzlindernde Wirkung als angenehm.

Anwendung: *Ob man kühlende Umschläge mit verdünnter Arnikatinktur oder mit Arnikaaufguss macht oder aber eine Arnikasalbe anwendet, ist egal. Umschläge sollten möglichst lange auf der schmerzenden Stelle verbleiben. Am besten fixiert man sie mit einem Verband oder einem Stofftaschentuch. Alle 1 bis 2 Stunden sollte man den Umschlag erneuern.*

Das Kräutertrio gegen blaue Flecken

Noch wirkungsvoller als ein reiner Arnikaumschlag ist eine Kombination von Arnika, Beinwell und Thymian. Mischen Sie für den Aufguss 30 Gramm Beinwellwurzeln, 20 Gramm Thymiankraut und 10 Gramm Arnikablüten, übergießen Sie das Ganze mit 1/2 Liter kochendem Wasser, und lassen Sie es 10 Minuten ziehen. Legen Sie mindestens 4-mal täglich für 10 Minuten einen Umschlag mit diesem Kräutersud auf den Bluterguss.

Insektenstiche

Ob Mücke oder Rinderbremse, Biene oder Wespe, die Stiche dieser summenden Zeitgenossen sind überaus lästig. Die Haut um den Einstich rötet sich, schwillt an und juckt oder brennt.

Anwendung: *Ein Arnikaumschlag bringt auch in diesen Fällen Linderung. Er nimmt den Schmerz und sorgt durch seine entzündungshemmende Wirkung dafür, dass Schwellung und Rötung rascher abklingen.*

Oft wird auch eine Kombination von Arnika und Schafgarbe zur Linderung von Insektenstichen empfohlen. Mischen Sie die Kräuter etwa zu gleichen Teilen, und machen Sie einen starken Aufguss davon (2 Esslöffel Droge auf 1 Tasse kochendes Wasser). Tränken Sie ein sauberes Tuch damit, und legen Sie es auf den Stich.

Arnika mildert bei Insektenstichen nur die Schwellung und den Schmerz. Wer auf Bienen- oder Wespenstiche allergisch reagiert, sollte unbedingt einen Arzt aufsuchen.

Akne

Die unschönen Pickel und Pusteln im Gesicht und am Oberkörper sind vor allem ein Problem von Jugendlichen in der Pubertät. Wahrscheinlich bedingt durch die tief greifende Hormonumstellung in dieser Lebensphase kommt es zu einer Überfunktion der Talgdrüsen der Haut. Es entstehen Mitesser, die sich entzünden und oft zu großen, eitergefüllten Pickeln werden – nicht nur ein kosmetisches Problem für die Betroffenen, sondern oft auch eine psychische Belastung.

Anwendung: *Hier kann man sich den entzündungshemmenden Effekt von Arnika zunutze machen, am besten noch unterstützt durch Stiefmütterchen, das für seine hautreinigende Wirkung bekannt ist. Für Arnika-Stiefmütterchen-Umschläge mischen Sie die beiden Kräuter zu gleichen Teilen und bereiten damit einen Aufguss (10 Minuten ziehen, dann abkühlen lassen). Tränken Sie* *ein sauberes Baumwoll- oder Leinentüchlein damit, und legen Sie es für einige Minuten auf die betroffenen Hautstellen. Die Prozedur sollte mindestens 4-mal täglich wiederholt werden.*

Muskelkater

Wenn Sie beim Sporttraining übertrieben, eine anstrengende Bergtour unternommen oder sich mit ungewohnter körperlicher Arbeit belastet haben, werden Sie am nächsten Tag von Ihrer Muskulatur mit zum Teil heftigen Schmerzen darauf hingewiesen, dass Sie ihr zu viel zugemutet haben.

Anwendung: *Einreibungen oder Umschläge mit Arnika lindern die Muskelschmerzen rasch und lassen den Muskelkater in kurzer Zeit abklingen.*

Einem Muskelkater lässt sich aber auch weitgehend vorbeugen, indem man sich unmittelbar nach einer sportlichen Anstrengung ein heißes Arnikabad gönnt. Es wirkt wohltuend und entspannend und entkrampft die erschöpften Muskeln. Fügen Sie dem heißen Badewasser 1 bis 2 Esslöffel Arnikatinktur hinzu, und geben Sie sich dann einfach der wohligen Wärme hin.

Wer häufiger, vor allem auch nachts im Bett, unter Wadenkrämpfen leidet, sollte einen Arzt konsultieren. Ursache könnte ein Magnesiummangel sein.

Muskelkrämpfe

Äußerst schmerzhaft ist es, wenn ein Muskel krampft, d. h. in einem extremen Spannungszustand verharrt, der willentlich nicht mehr zu lösen ist. Vor allem Wadenkrämpfe treten oft bei sportlicher Überbelastung oder bei Schwimmen in kaltem Wasser auf.

Wenn Sie durch anschwellende Schmerzen spüren, dass Ihr Wadenmuskel zu krampfen beginnt, greifen Sie mit der Hand nach Ihrem Fuß und ziehen den Vorfuß mit Kraft nach oben. Dadurch wird der kontrahierte Wadenmuskel gestreckt und der Krampf häufig gelöst.

Anwendung: *Nach besonders heftigen Krämpfen spürt man nicht selten noch tagelang immer wieder Schmerzen in dem betroffenen Muskel.*
Diesen Folgeschmerzen lässt sich vorbeugen, indem man nach dem Lösen des Krampfes Arnikatinktur, 1:1 mit Wasser verdünnt, in den Muskel einmassiert. Die Arnikawirkstoffe sorgen dafür, dass in der Folge des Krampfes in den Zellen des Muskels keine schmerzverursachenden Stoffe gebildet werden.

Müde Füße

Wer den ganzen Tag auf den Beinen sein muss, leidet am Abend oft unter schmerzenden Füßen. Natürlich sind in einem solchen Fall vor allem gut sitzende, nicht zu enge Schuhe wichtig. Wenn die Füße aber bereits weh tun, kann Arnika dabei helfen, die überstrapazierte Muskulatur zu entspannen und so die Beschwerden abklingen zu lassen.

Zur Pflege der Füße siehe auch Seite 102.

Anwendung: *Ein warmes Fußbad, dem 1 Esslöffel Arnikatinktur zugesetzt wurde, verschafft rasche Erleichterung. Meist genügen dafür bereits 10 Minuten.*

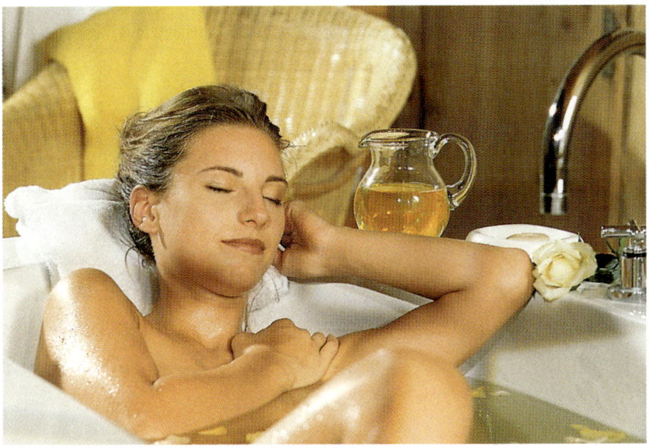

Ein Vollbad mit Arnikazusatz lindert jeden Muskelkater – und entspannt obendrein.

Heiserkeit

Kombiniert mit dem Gefühl eines rauhen Halses kann eine heisere Stimme auch eine beginnende Infektionskrankheit anzeigen oder durch trockene Heizungsluft bzw. Zigarettenrauch bedingt sein.

Wer viel und laut reden muss, findet in der Arnika ein probates Mittel, seine Stimme bei Kräften zu halten bzw. sie wiederzugewinnen, wenn sie einmal überstrapaziert wurde und den Dienst versagt. Schon Pfarrer Kneipp wusste von dieser Wirkung der Arnika. Er schrieb einmal: »Wenn ihr Priester wäret und predigen müsstet, dann würde ich euch raten, vor der Predigt mit zwei bis drei Löffeln Arnikawasser zu gurgeln, und die Stimme wird um die Hälfte verbessert.« Weithin bekannt wurde damals der Fall eines berühmten Sängers, der seine Stimme verloren hatte und nach vielen vergeblichen Versuchen, sich zu kurieren, verzweifelt Pfarrer Kneipp aufsuchte. Dieser überredete ihn zu einer Arnikabehandlung und notierte wenig später in seinen Fallaufzeichnungen: »Der Sänger hat seine Glockenstimme wiederbekommen.«

Anwendung: *Sollte einmal nur noch heiseres Krächzen aus Ihrem Hals kommen, dann verdünnen Sie 1 Teelöffel Arnikatinktur mit 1/4 Liter Wasser und gurgeln damit mindestens 4-mal täglich ausgiebig. Die Wirkstoffe der Arnika werden die gereizten Stimmbänder rasch wieder beruhigen.*

Halsschmerzen

Bei Entzündungen im Mund- und Rachenraum hilft Arnika, weil sie die Durchblutung der Schleimhäute anregt, wodurch die körpereigene Bereitschaft zur Infektabwehr gesteigert wird. Zudem lindert sie den oft stechenden Schmerz beim Schlucken, der eine Halsentzündung so quälend macht.

Anwendung: *Geben Sie 1/2 bis 1 Teelöffel Arnikatinktur auf 1 Glas lauwarmes Wasser. Spülen Sie damit den*

Mund, und gurgeln Sie anhaltend. Wiederholen Sie diese Anwendung im akuten Fall jede 1/2 Stunde, später mehrmals täglich, bis die Beschwerden abgeklungen sind. Auch ein frischer Arnikaaufguss, der bis zu einer als angenehm empfundenen Temperatur abgekühlt ist, eignet sich gut als Gurgelmittel.

Zahnfleischentzündung

Wenn bei einem herzhaften Biss in einen knackigen Apfel das Zahnfleisch unangenehm schmerzt und Blutspuren an der Bissstelle zurückbleiben, liegt eine Zahnfleischentzündung vor. Eine Behandlung mit entzündungshemmenden Mitteln ist angesagt. Mundspülungen mit Arnikaaufguss oder verdünnter Arnikatinktur stellen ein probates Mittel dar, noch besser aber wirkt die geballte Heilkraft von Kamille, Salbei und Arnika in Kombination.

Anwendung: *Mischen Sie 60 Gramm Kamillenblüten, 30 Gramm Salbeiblätter und 10 Gramm Arnikablüten. Gießen Sie 2 Esslöffel dieser Mischung mit 1 Tasse kochendem Wasser auf. Lassen Sie das Ganze 10 Minuten ziehen, bevor Sie die Kräuter abseihen. Spülen Sie täglich mehrmals den Mund damit, mindestens 5 Minuten lang.*

Die beste Vorbeugung gegen Zahnfleischentzündung ist regelmäßiges und gründliches Zähneputzen. Reinigen Sie mit Hilfe von Zahnseide auch die Zahnzwischenräume.

Rheumatische Erkrankungen und Gicht

Bei diesen äußerst schmerzhaften, meist entzündlichen Veränderungen in den Gelenken hat sich Arnika bestens bewährt. Einreibungen und Umschläge mit verdünnter Tinktur lindern zum einen die Schmerzen und lassen zum anderen die Entzündung zurückgehen.

Allerdings kann Arnika nur die akuten Symptome bekämpfen, weder rheumatische Erkrankungen noch Gicht lassen sich allein mit Phytotherapie heilen. Die Behandlung dieser Krankheitsbilder ist langwierig und sollte unter ärztlicher Aufsicht erfolgen. Zumindest für die Gicht gilt, dass konsequentes Einhalten einer speziellen Diät sowie die Durchführung von Entschlackungskuren weiteren akuten Anfällen vorbeugen können.

Hexenschuss

Richtiges Heben von Lasten kann Rückenproblemen vorbeugen. Bücken Sie sich nicht nach vorn, um einen schweren Gegenstand anzuheben, sondern gehen Sie dazu in die Hocke.

Die zum Teil höllischen Rückenschmerzen in der Lendengegend können verschiedene Ursachen haben. Eine Bandscheibenverschiebung kann ebenso daran schuld sein wie eine unvollständige Verrenkung eines Zwischenwirbelgelenks. Häufig wird ein Hexenschuss durch eine plötzliche Drehbewegung oder durch Bücken ausgelöst.

Anwendung: *In der Schulmedizin wird der Hexenschuss mit schmerzstillenden und muskelentspannenden Medikamenten behandelt. Beides vermag Arnika ebenso zu bewirken. Einreibungen oder warme Umschläge mit verdünnter Arnikatinktur bringen eine rasche Linderung der Schmerzen. Um einen Hexenschuss aber richtig auszukurieren, ist möglichst viel Bettruhe das beste Mittel.*

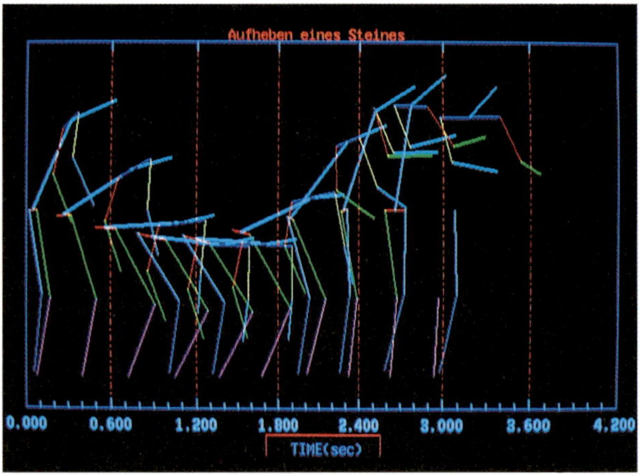

Das Aufheben eines Gegenstands ist für das Skelett ein komplizierter Vorgang, bei dem unterschiedlichste Kräfte wirken. Das merkt man spätestens dann, wenn der Hexenschuss da ist.

Neuralgien (Nervenschmerzen)

Die Schmerzen an einem übererregten oder geschädigten Nerv treten meist heftig und schubweise auf. Bekannt ist vor allem die Trigeminusneuralgie. Betroffen ist hierbei der Trigeminusnerv, der, direkt vom Gehirn kommend, eine ganze Gesichtshälfte versorgt. Die Schmerzanfälle sind daher in einer der beiden Gesichtshälften lokalisiert. Nicht selten kommt es dabei auch zu einer Einschränkung des Sehvermögens.

Anwendung: *Als einer der stärksten äußerlich anzuwendenden Schmerzhemmer ist Arnika unter den natürlichen Arzneien das Mittel der Wahl bei einer Neuralgie. Legen Sie Umschläge mit verdünnter Arnikatinktur auf die schmerzende Stelle, am besten mindestens 4-mal am Tag für 10 Minuten oder länger.*

Bevor Sie Nervenschmerzen im Gesicht mit Heilkräutern behandeln, sollten Sie sich vom Arzt die Diagnose »Neuralgie« bestätigen lassen. Es könnte sich auch um eine Nebenhöhlenentzündung handeln.

Krampfadern

Bei einer Veranlagung zur Venenschwäche entstehen durch Blutstauungen im Lauf der Zeit oft stark erweiterte, geschlängelte, knotig wirkende Venen, so genannte Krampfadern. Meist treten sie an den oberflächlichen Venen der Beine auf. Die weit verbreiteten Schönheitsfehler haben nichts mit Krämpfen zu tun. Die Bezeichnung leitet sich von dem mittelhochdeutschen Wort »Krumpader« für »krumme Ader« ab. Bedingt durch den Rückflussstau ist die Durchblutung des ganzen Beins herabgesetzt. Das eigentlich Unangenehme bei Krampfadern aber ist, dass durch den Blutstau in den Venen grundsätzlich eine erhöhte Entzündungsbereitschaft und, damit verbunden, Thrombosegefahr besteht.

Anwendung: *Neben Bewegungstraining und Wasseranwendungen kann bei Krampfadern auch Arnika als Venenmittel eingesetzt werden. Es vermag die unschönen*

Gefäßerweiterungen zwar nicht zu beseitigen, wohl aber den Betroffenen vor Ödemen (Wasseransammlungen im Gewebe) und Entzündungen zu schützen. Wirksam sind hierbei vor allem die in der Arnika enthaltenen Flavonoide und Cumarine (siehe Seite 27ff.), die nicht nur entzündungshemmend, sondern auch abdichtend auf die Kapillaren wirken, so dass auch bei erhöhtem Flüssigkeitsdruck nicht so viel Wasser durch die Gefäßwände hindurch in das Gewebe austritt, wodurch eine Ödembildung verhindert wird.

Wer unter Krampfadern oder Durchblutungsstörungen der Beine leidet, dem seien Einreibungen mit verdünnter Arnikatinktur daher wärmstens empfohlen. Eine gleichwertige Alternative ist die Verwendung von Arnica Kneipp® Salbe (siehe Seite 49).

Oft kündigen sich Gefäßkrämpfe durch das so genannte Einschlafen der Gliedmaßen an. Dann ist es höchste Zeit, mit Arnikaeinreibungen zu beginnen.

Hämorrhoidalleiden

Akut entzündete Hämorrhoiden sind unangenehm genug, dass man gern einige Zeit aufwendet, um sich von den Beschwerden zu befreien.

Anwendung: *Der Internist Dr. R.F. Weiß gibt in seinem »Lehrbuch der Phytotherapie« folgenden Rat: »Feuchtkühle Umschläge mit einer Arnikalösung (1 bis 2 Teelöffel Tinctura Arnicae auf 1/2 Liter Wasser) sind eines unserer besten und am schnellsten wirksamen Mittel für diese so unangenehmen Zustände. Man muss nur darauf achten, dass die Umschläge sehr häufig gewechselt werden, sobald sie anfangen trocken zu werden. Man verwendet dazu ein altes Taschentuch, noch besser einen gut aufsaugenden Waschlappen, der mit der Lösung getränkt wird und in kurzen Abschnitten immer wieder anzufeuchten ist, sobald er warm und trocken wird. Man muss diese feuchten Umschläge mindestens 1 Stunde hintereinander fortsetzen, morgens, abends, eventuell noch mittags.«*

Angesichts dieser eher umständlichen Anwendung wird man wohl bei Hämorrhoiden gern auf eine Arnikasalbe aus der Apotheke zurückgreifen. Doch auch für die Salbe gilt: Bis zur Besserung der Beschwerden den Auftrag möglichst oft erneuern.

Schlecht heilende Wunden

Pfarrer Sebastian Kneipp hat einmal geschrieben: »Nach den Erfahrungen, die ich mit Arnika gemacht habe, muss ich sagen, dass diese Pflanze zur Heilung von Wunden obenan steht!« Sie hat sich vor allem bei schlecht heilenden, d.h. lange nässenden oder gar vereiterten Wunden (zumeist Schürfwunden) bewährt. Es ist verblüffend, wie schnell nach einigen feuchten Arnikaverbänden die schmierigen Wundbeläge verschwinden und der normale Heilungsprozess einsetzt. In diesem Stadium kann man einen einfachen Salbenverband anlegen oder die Wunde offen abheilen lassen.

Bei offenen, d. h. noch nicht verschorften oder gar noch blutenden Wunden ist von einer Anwendung mit Arnikaumschlägen abzusehen.

Anwendung: *Zur Wundbehandlung sollte die Arnikatinktur noch stärker verdünnt werden als sonst üblich (nur 1 Teelöffel auf 1/4 Liter Wasser). Außerdem empfiehlt es sich, das zum Verdünnen verwendete Wasser unmittelbar zuvor abzukochen.*

Verbrennungen

Verbrennungen, zu denen auch Sonnenbrände und Verbrühungen mit heißem Wasser zählen, führen zu einer mehr oder weniger tief greifenden Zerstörung des Hautgewebes und sind stets mit heftigen Schmerzen verbunden. Wenn die Oberhaut dabei offen ist, besteht akute Infektionsgefahr mit entsprechend verzögerter Wundheilung und unschöner Narbenbildung.

Anwendung: *Zum einen muss bei einer Verbrennung das schmerzhafte Entzündungsgeschehen gemildert bzw. be-*

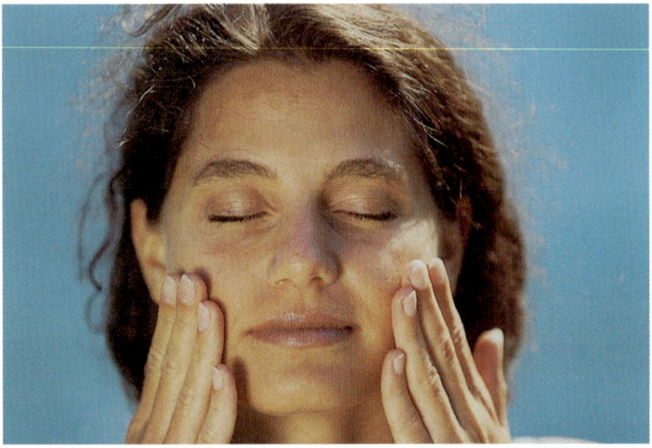

Eine Wohltat für die Haut: Arnikasalbe eignet sich zur Behandlung leichter Verbrennungen und anderer Hautirritationen.

Bei großflächigen und hochgradigen Verbrennungen reichen Hausmittel nicht mehr aus. Die Behandlung einer derartigen Verletzung gehört unbedingt in die Hand eines Arztes.

grenzt werden, zum anderen sollte die Regeneration des Hautgewebes angeregt und gefördert werden – und beides je schneller, desto besser. Kühlende Umschläge mit einem Arnikaaufguss sorgen zumindest für das zuerst Genannte. Ideal ist bei Verbrennungen aber eine Kombination aus den Wirkstoffen der Arnika und der Kleinen Brennnessel, wie sie in den Combudoron® Präparaten (Weleda) vorliegt.

Zur Erstversorgung einer flächigen Verbrennung verwendet man Combudoron® Flüssigkeit, die mit abgekochtem Wasser im Verhältnis 1:10 verdünnt und als Kompresse aufgelegt wird. In den nächsten Tagen reicht dann eine höhere Verdünnung der Flüssigkeit. Bei geringfügigen Verbrennungen, leichtem Sonnenbrand oder auch bei Insektenstichen ist es praktischer, anstelle der Umschläge Gelee aufzutragen, das dieselben Wirkstoffe enthält wie die Flüssigkeit. Bis zum Abklingen der Schmerzen trägt man es immer wieder auf und lässt es antrocknen. Zur Nachbehandlung einer Verbrennung ist Combudoron® Salbe angezeigt. Sie fördert das endgültige Abheilen der Wunde und schützt die neu entstandene, noch zarte Haut.

Frostbeulen

Die dunkelroten oder bläulichroten, flachen Beulen treten meist an den Zehen oder Fingern auf, aber auch Füße, Unterschenkel, Ohren und andere ungeschützte Körperteile können davon betroffen sein. Frostbeulen entstehen durch extreme Kontraktion kleinster Blutgefäße direkt unter der Hautoberfläche bei starker Kälte. Meist heilen Frostbeulen ohne weiteres wieder ab. Auch jucken sie mehr als sie tatsächlich schmerzen. Aber die betroffene Hautstelle ist sehr leicht verletzlich, weshalb z. B. durch Reiben der Schuhe aus den an sich harmlosen Frostbeulen leicht Wunden oder sogar Geschwüre entstehen können.

Achten Sie bei Kälte vor allem auf trockene Füße. In feuchten Strümpfen können Frostbeulen sogar schon auftreten, wenn die Temperatur noch über dem Gefrierpunkt liegt.

Anwendung: *Die wirksamste Vorbeugung gegen Frostbeulen besteht darin, für warme Hände und Füße sowie passendes Schuhwerk zu sorgen. Haben Sie sich bereits eine Frostbeule geholt, reiben Sie die betroffene Stelle am besten mehrmals täglich mit verdünnter Arnikatinktur ein. Das hemmt die Entzündungsgefahr und fördert die Durchblutung. Auch wechselwarme Fuß- bzw. Handbäder mit Kräuterzusatz sorgen für ein rasches Abheilen der oberflächlichen Erfrierung und trainieren gleichzeitig die Blutgefäße, auf Temperaturreize besser reagieren zu können. Bewährt hat sich z. B. folgende Kräutermischung: 30 Gramm Arnikablüten, 30 Gramm Eichenrinde (adstringierend, entzündungshemmend), 30 Gramm Heublumen (durchblutungsfördernd, schmerzlindernd) und 20 Gramm Kalmus (durchblutungsfördernd); eine Hand voll der Mischung mit 1 bis 2 Liter kochendem Wasser überbrühen und 10 Minuten ziehen lassen. Warten Sie, bis der Aufguss auf 37 °C abgekühlt ist, und stellen Sie ein Gefäß mit 10 °C kaltem Wasser daneben (Leitungswasser gegebenenfalls mit Eiswürfeln abkühlen). Für das Wech-*

selbad tauchen Sie den betroffenen Körperteil mehrmals abwechselnd in die Bäder, jeweils 5 Minuten lang in das warme, dann 5 Sekunden in das kalte.

Offenes Bein

Vor allem ältere Menschen leiden nicht selten an einem offenen, nicht heilenden Beingeschwür, das der Mediziner als Ulcus cruris bezeichnet. Weil diese offene Stelle in der Mehrzahl der Fälle an der unteren Hälfte des Unterschenkels auftritt, spricht man oft auch von Unterschenkelgeschwür. Ursache ist eine lokal begrenzte Durchblutungsstörung, zumeist im Zusammenhang mit Krampfadern. Gewöhnlich geht ein offenes Bein mit einem Ödem im Unterschenkelbereich einher. Somit ist Arnika, deren Wirkstoffe sowohl Ödemen entgegenwirken als auch schwer heilende Wunden zum Abheilen bringen können, hier genau richtig.

Ein offenes Bein kann auch durch eine anhaltende Minderdurchblutung einer Körperstelle entstehen, z. B. wenn bei langer Bettlägrigkeit immer auf dieselbe Stelle ein Druck ausgeübt wird.

Anwendung: *Noch wirksamer als reine Arnikaumschläge sind Umschläge mit folgender Heilkräuterkombination: 5 Gramm Arnikablüten, 30 Gramm Goldraute, 25 Gramm Heidekraut, 100 Gramm Kamille und 30 Gramm Schachtelhalm. Mit 2 Esslöffeln dieser Kräutermischung einen Aufguss (1/2 Liter kochendes Wasser, 10 Minuten ziehen lassen, dann abseihen) bereiten, lauwarm verwenden. Machen Sie damit einen gut feuchten Umschlag, den Sie locker in ein trockenes Tuch einbinden und über Nacht auf dem Geschwür belassen.*

Arnika für Kinder

Auch in der Kinderheilkunde haben Arnikatinktur und -salbe ihren festen Platz. Gerade Kleinkinder, die noch häufig rauhe Bekanntschaft mit dem Boden machen, und Schulkinder, die bei Sport und Spiel oft mit vollem körperlichen Einsatz zur Sache gehen, tragen Blessuren aller Art und Schwere davon. Ist die verletzte Stelle nicht allzu groß, eignet sich bei Kindern zehnprozentige Arnikasalbe besser als feuchte Arnikaumschläge, bei denen die kleinen Patienten schier unerträglich lange still sitzen oder liegen müssen. Ein Salbenverband gibt da wesentlich mehr Bewegungsfreiheit.

Empfindliche Kinderhaut

Die noch vergleichsweise zarte Kinderhaut kann empfindlicher auf die Wirkstoffe der Arnika reagieren als die der Erwachsenen. Bevor Sie also Ihr Kind zum ersten Mal mit einem Arnikamittel behandeln, sollten Sie mit einigen Tropfen verdünnter Tinktur bzw. mit einem Kleckschen Salbe prüfen, ob die Haut des Kindes das Mittel verträgt. Wenn sie sich an der Kontaktstelle binnen kurzem deutlich rötet und/oder dort kleine Pusteln entstehen, müssen Sie leider von der Verwendung von Arnikamitteln absehen.

Zur Verwendung von Arnika in der Kinderheilkunde siehe auch Seite 89ff.

Kinder lernen fürs Leben

Auch wenn die Anwendung von pflanzlichen Heilmitteln wie Arnikatinktur oder -salbe nicht ganz so prompten spürbaren Erfolg bringt wie so manches chemisch-pharmazeutische Präparat und daher den Kindern etwas mehr Geduld abverlangt, stellt sie doch eine wertvolle Erfahrung für das Kind dar. Es lernt, den Heilkräften der Natur und seines eigenen Körpers zu vertrauen, statt uneingeschränkt und ungeduldig von den Errungenschaften der Pharmazie zu profitieren.

Wie man als Mutter sein Kind z.B. an gesunde Ernährung gewöhnen kann, so kann man ihm auch den richtigen Umgang mit Krankheit und Heilungsprozess beibringen. Arnika wird dabei ein guter Lehrmeister sein, einer, der womöglich häufiger zum Einsatz kommt, als es einer Mutter lieb ist.

Arnika für einen guten Start ins Leben

Die Nützlichkeit von Arnika bei der Kinderpflege kommt nicht erst im Krabbelalter zum Tragen. Kaum hat ein neuer Erdenbürger das Licht der Welt erblickt, kann ihm Arnika schon das Leben erleichtern. Spezielle Babypflegeprodukte, die Arnikaextrakte enthalten, bekommen Sie in der Apotheke.

Nabelpflege bei Neugeborenen

Sollte in den ersten Lebenswochen des Babys eine Rötung am Nabel eine beginnende Entzündung anzeigen oder sich Sekret absondern, sollten Sie mit dem Baby zum Arzt gehen.

Am Nabel eines neugeborenen Babys verbleibt nach der Erstversorgung ein ein bis zwei Zentimeter langes Stück Nabelschnur, das im Lauf einiger Tage verkümmert und schließlich abfällt. Das sich auflösende Nabelschnurgewebe, aber auch der sich bildende Nabel stellen eine Angriffsfläche für Infektionen dar.

Anwendung: *Zur Pflege dieser heiklen Stelle des Babys hat sich Wecesin® Streupuder (Weleda) bewährt. Er enthält in erster Linie die Wirkstoffe von Arnikatinktur, kombiniert mit Calendula- und Echinaceaextrakten, lauter wundheilungsfördernde und entzündungshemmende bzw. die Abwehrkräfte stärkende Mittel. Der Puder wird mehrmals täglich auf den Nabelbereich aufgestreut. Sie können Wecesin® Puder auch bei anderen oberflächlichen Wunden oder Ekzemen anwenden, die abtrocknen und abheilen sollen.*

Schwierigkeiten bei der Milchbildung

Zugegeben: Die Beschwerden, die durch Schwierigkeiten bei der Milchbildung entstehen, betreffen mehr die Mutter als das Kind. Folglich liegt auch die Behandlung auf Seiten der Mutter. Doch ist verständlicherweise auch das Wohlbefinden des Babys empfindlich gestört, wenn seine Milchquelle, auf die es nun mal angewiesen ist, nicht richtig funktioniert.

Gegen Ende einer Schwangerschaft kommt es in der weiblichen Brust zu tief greifenden Veränderungen. Der Stoffwechsel in diesem ansonsten ruhenden Drüsenorgan stellt sich darauf ein, gleich nach der Geburt mit der Bildung und Absonderung von Milch beginnen zu können. Die notwendige schnelle Funktionsumstellung klappt jedoch nicht immer problemlos. Schießt zu viel Milch ein, entsteht ein schmerzhafter Milchstau, und es besteht die Gefahr, dass sich daraus eine äußerst unangenehme Brustentzündung entwickelt. Bei zu wenig Milch neigen die Mütter hingegen oft zu nervösen Verspannungen, die ihrerseits weiter hemmend auf die Milchbildung wirken – ein Teufelskreis, der vorprogrammiert ist.

Die Milchbildung hängt wie kaum ein anderer körperlicher Prozess nicht nur vom Hormonhaushalt der Frau, sondern auch sehr stark von ihrer psychischen Verfassung ab. Um die Milchbildung zu fördern, genügen oft schon einige Minuten der Entspannung und Meditation vor dem Stillen des Kindes.

Anwendung: *Beidem kann vorgebeugt werden durch die Anwendung von Oleum lactagogum (Weleda), das nach dem Einschießen der Milch 2- bis 3-mal täglich sanft die Brust einmassiert wird. Es enthält ätherisches Öl aus Arnikablüten, das entzündungshemmend wirkt. Im Zusammenklang mit den weiteren Bestandteilen des Präparats, Wirkstoffen aus Birkenblättern, Calendulablüten, Kümmel, Lavendel und Rosmarin, regt es Durchblutung, Stoffwechsel und Wärmebildung in harmonischer Weise an, löst Verkrampfungen und unterstützt die Drüsentätigkeit. Wie bei allen Arnikapräparaten kann es auch hier bei einer bestehenden Arnikaüberempfindlichkeit zu allergischen Hautreaktionen kommen, gerade bei der empfindlichen Haut der weiblichen Brust. In einem solchen Fall muss man auf die weitere Anwendung des Präparats verzichten.*

Arnika und das liebe Vieh

In der Volksmedizin wurde von jeher die Heilkraft der Arnika nicht nur für den Menschen, sondern auch zum Kurieren des Viehs im Stall genutzt. Davon abgesehen, dass Arnikatinktur den Tieren einiges an Schmerzen erspart, kann sie auch die Tierarztkosten erheblich senken.

»Eben so heilsam, wie sich die Anwendung der Arnika bei den äußern Krankheiten der Menschen gezeigt hat, eben so herrlich hat sich dieselbe auch bei den Krankheiten der Thiere, namentlich der Pferde, Rinder, Schafe, Schweine, Ziegen, Hunde usw. bewährt. Wir können daher ganz besonders dem Landmann nichts angelegentlicher empfehlen, als sich stets mit einem genügenden Vorrath gut bereiteter und daher möglichst kräftiger Arnikatinktur zu versehen.« So steht es zu lesen in einem 1854 in Leipzig erschienenen »Rathgeber für Jedermann, um sich bei den gewöhnlichen innern und äußern Krankheiten der Menschen und Hausthiere selbst helfen zu können«, geschrieben von einem gewissen Dr. Becker.

Arnika, der gute Geist im Stall

Abgesehen von der innerlichen Anwendung von Arnikatinktur, von der heute in der Tiermedizin ebenso abgeraten wird wie in der Humanmedizin, können die fast 150 Jahre alten Ratschläge, die in dem praktischen Hausbuch erteilt werden, immer noch als gut und äußerst hilfreich gelten. Bei Prellungen, Verstauchungen, Gelenkentzündungen, Eiterbeulen und vielen anderen Beschwerden lindert Arnikatinktur bei Mensch und Tier den Schmerz, hemmt die Entzündung und fördert den Heilungsprozess.

Aus der langen Liste von Krankheiten und Verletzungen des Viehs, bei denen Arnikatinktur Hilfe bringt, seien hier nur einige wenige angeführt, die speziell beim Nutzvieh eine Rolle spielen.

Abbrechen der Hörner

Stößt sich ein Rind ein Horn ab, stillt man die entstehende Blutung am besten durch Umschläge mit verdünnter Arnikatinktur. Man schlingt ein mit der Tinktur befeuchtetes Tuch um den blutenden Stumpf und bindet ihn fest. Durch Nachträufeln von Tinktur hält man den Umschlag noch einige Tage feucht.

Abstoßen der Klauenspitzen

Wenn Rinder, Schafe oder Ziegen auf steinigen Wegen gehen oder an Berghängen weiden, kann die Spitze einer Klaue abbrechen oder sich spalten. Man wäscht den Huf dann gründlich mit Wasser, glättet die Klaue gegebenenfalls mit einem Hufmesser und umwickelt sie mit einem Lappen, den man mit verdünnter Arnikatinktur befeuchtet. Das verhindert eine Entzündung durch Schmutz, der in Klauenspalten eindringt.

Entzündung am Euter

Infolge kleinerer Verletzungen treten am Euter immer wieder einmal entzündliche Schwellungen auf, die dem Tier vor allem beim Melken Schmerzen bereiten. Durch häufiges Abwaschen mit verdünnter Arnikatinktur fördert man den Heilungsprozess erheblich.

Kastration

Das früher oft, heute dank der Fortschritte in der Tiermedizin seltener eintretende Wundfieber nach einer Kastration lässt sich durch äußerliche Anwendung von Arnika verhüten.

Wunde Druckstellen

Durch einen schlecht passenden Sattel, zu festes Anziehen des Sattelgurts oder durch ein schlecht sitzendes, ungepolstertes Zuggeschirr kommt es bei Pferden leicht zu wund geriebenen Stellen am Bauch bzw. an Brust oder Hals. Häufiges Befeuchten mit verdünnter Arnikatinktur verhindert Entzündungen und lässt die schmerzhaften Stellen rasch verheilen.

»Huflähme«

Wenn ein Pferd ein Hufeisen verloren hat und auf hartem, steinigem Weg noch lange »barfuß« gehen musste, fühlt sich der Huf oft heiß und empfindlich an, und das Tier lahmt mehr oder weniger deutlich. Arnikaumschläge helfen auch hier.

Lahme Hufe, gebrochene Hörner: Auch Tiere haben Alltagsbeschwerden.

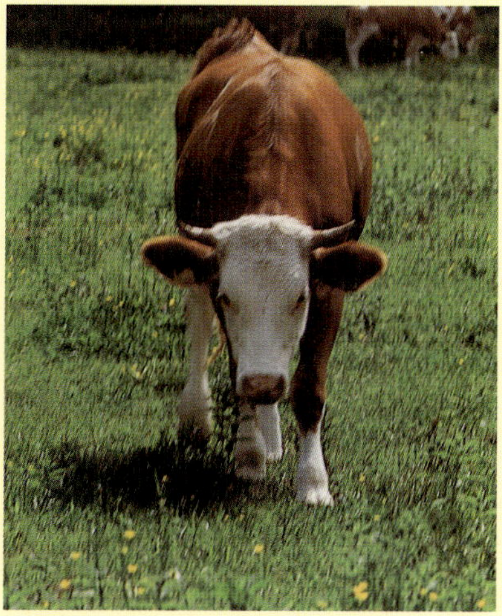

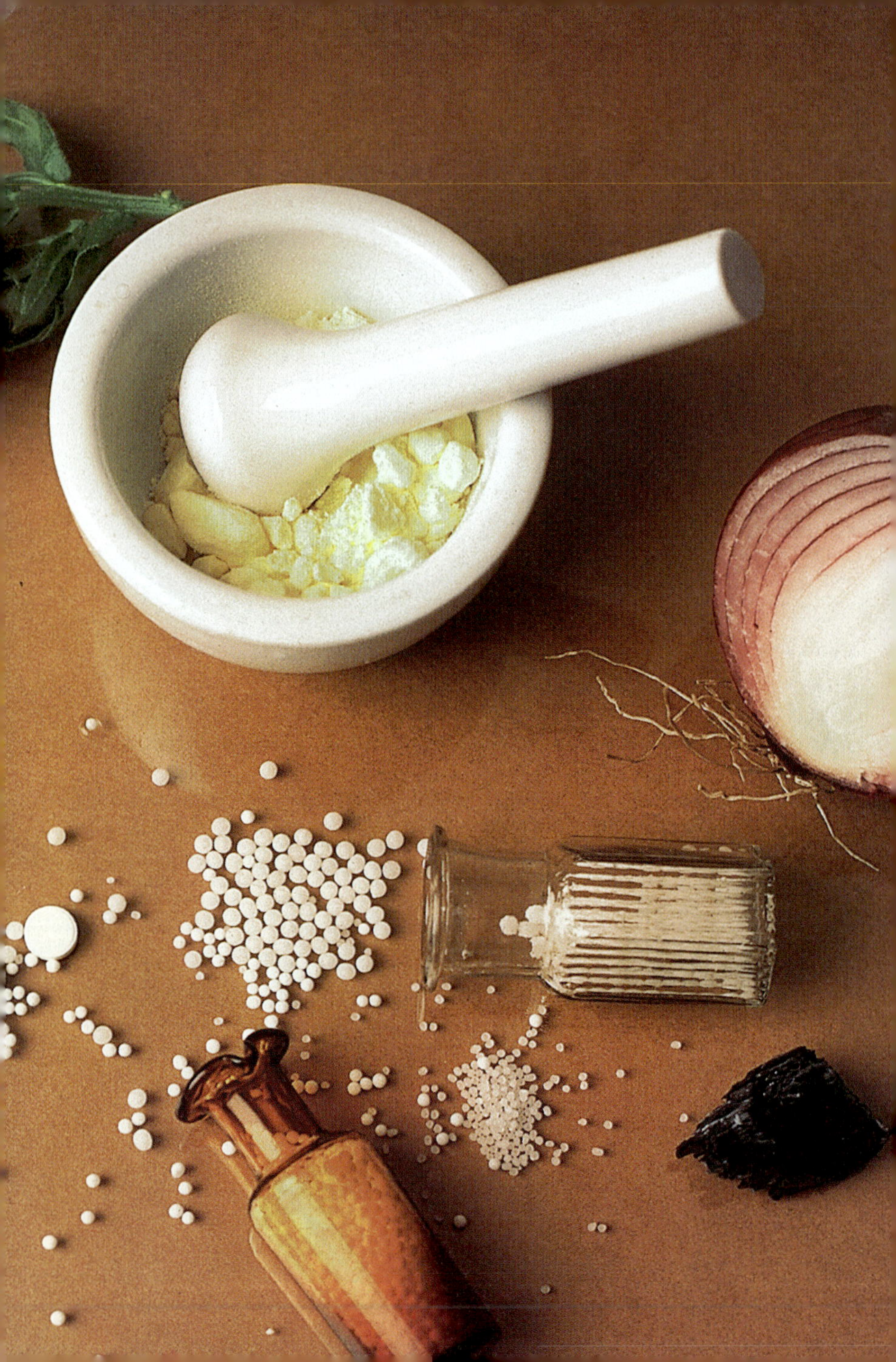

Arnika in der Homöopathie

Neben der klassischen Phytotherapie ist die Homöopathie das zweite Gebiet der Medizin, in dem Arnika sehr oft und vielseitig zum Einsatz kommt. Als wichtigstes Wundheilmittel des homöopathischen Heilschatzes hat die altbekannte Pflanze ihren festen Platz in jeder homöopathischen Hausapotheke.

Bereits Hippokrates lehrte die Ähnlichkeitsregel in der Heilkunde, und 1680 schrieb der Jesuitenpater Athanasius Kircher: »Jedes Gift ist sein eigenes Gegengift.« Doch erst Hahnemann untersuchte die Zusammenhänge systematisch.

Homöopathie – was ist das?

Der Begriff »Homöopathie« leitet sich von den griechischen Worten »homoios«, gleich/ähnlich, und »pathos«, das Leiden, ab und drückt aus, dass bei dieser Behandlungsart Krankheiten mit Ähnlichem geheilt werden. Das steht im Gegensatz zur herkömmlichen Medizin, der Allopathie, die Krankheiten mit Mitteln zu kurieren sucht, die ihren jeweiligen Symptomen entgegenwirken. Mehr oder weniger durch Zufall entdeckte der deutsche Arzt Dr. Samuel Hahnemann (1755–1843), dass sich Substanzen, die beim gesunden Menschen bestimmte Krankheitssymptome hervorrufen, in kleinster Dosis zur Bekämpfung eben jener Krankheiten eignen. Er wurde damit zum Begründer der Homöopathie.

Eine geniale Schlussfolgerung

Der entscheidende Gedanke kam dem kritischen Arzt, als er 1790 an der Übersetzung eines Arzneimittelbuchs aus dem Englischen arbeitete und dabei auf den Hinweis stieß, dass Wechselfieber (Malaria) mit Chinarinde heilbar sei. Hahnemann nahm daraufhin im Selbstversuch mehrere Tage lang kleine Mengen von Chinarinde zu sich. Überraschenderweise konnte er jedesmal in den auf die Einnahme folgenden Stunden an sich selbst die typischen Symptome der Malaria beobachten. Die Schlussfolgerung, die Hahnemann aus dieser Beobachtung zog, war die: Wenn ein Zusammenhang besteht zwischen der Heilwirkung der Chinarinde und der Fähigkeit dieses Mittels, die Krankheitssymptome beim Gesunden hervorzurufen, hat dieses Prinzip womöglich allgemeine Gültigkeit. Er stellte die Hypothese auf, dass alle Mittel, die bestimmte Vergiftungsbilder hervorrufen, gerade diejenigen Krankheiten heilen können, deren Symptome mit dem jeweiligen Vergiftungsbild übereinstimmen.

In der Folge sammelte Hahnemann alle Vergiftungsbilder, derer er in medizinischen Beschreibungen habhaft werden konnte. Er stellte zahllose Versuche mit Gesunden und mit Kranken an. Seine Vermutung bestätigte sich. Wie sich herausstellte, genügte es, das Gift in äußerst geringer Dosis einzunehmen. Wichtig schien dabei aber die Art und Weise zu sein, wie es bis zur gewünschten Konzentration herab verdünnt wurde.

Das »Organon der Heilkunde« von Dr. Samuel Hahnemann gilt heute noch für jeden praktizierenden Homöopathen als wichtigstes Nachschlagewerk.

Eine Idee setzt sich durch

Dr. Samuel Hahnemann blieb nicht allein mit seiner neuen Methode, Kranke zu heilen. Andere Ärzte, die neuen Wegen aufgeschlossen gegenüberstanden, schlossen sich ihm an. Die Selbstversuche, die sie unternahmen, um die Wirkungen der verschiedensten Substanzen auf den menschlichen Organismus zu erforschen, waren die ersten wissenschaftlichen Arzneimittelprüfungen. Dicke Nachschlagebücher über die Symptome und Charakteristika der verschiedenen Mittel entstanden. Hah-

nemann selbst gibt in seinem Hauptwerk »Organon der Heilkunde«, das 1810 erschien, detaillierte Anweisungen zur Anwendung seiner medizinischen Methode.
Die Homöopathie unterschied sich in der ihr zugrunde liegenden Denkweise so radikal von der herkömmlichen Medizin, dass die Ärzteschaft Sturm gegen sie lief und die etablierte Wissenschaft sie über 100 Jahre lang nicht ernst nahm. Erst in den letzten Jahrzehnten gewann die Homöopathie an Boden, im Bewusstsein der Leute ebenso wie in der Akzeptanz durch die Ärzte.

Homöopathika sollten Sie nicht zusammen mit herkömmlichen, chemisch-pharmazeutischen Medikamenten aufbewahren. Nach der Lehre der Homöopathie stören sich deren physikalische Schwingungen gegenseitig.

Heilkraft durch Schütteln

Das A und O der homöopathischen Medizin sind die speziell zubereiteten Arzneien, die so genannten Homöopathika. Sie bestehen ausschließlich aus rein organischen Substanzen, seien sie pflanzlicher, tierischer oder mineralischer Herkunft.

Wirkungsweise homöopathischer Arzneien

Aus homöopathischer Sicht sind Krankheiten nicht ursächlich durch Infektionen oder organische Schwächen bedingt, sondern haben ihre Ursache auf dynamischer Ebene. Die Lebenskraft des Organismus ist beeinträchtigt. Homöopathische Mittel sollen diese Energie wieder aktivieren.
Ist die Lebenskraft eingeschränkt und geschwächt, z. B. durch beruflichen Dauerstress, Probleme in Familie und Privatleben, Enttäuschungen usw., wird der Körper anfällig für Krankheitserreger, und zudem lassen seine Selbstheilungskräfte immer mehr nach.
In der Homöopathie spricht man von Krankheit nicht erst, wenn der Patient Halsschmerzen oder Herzbe-

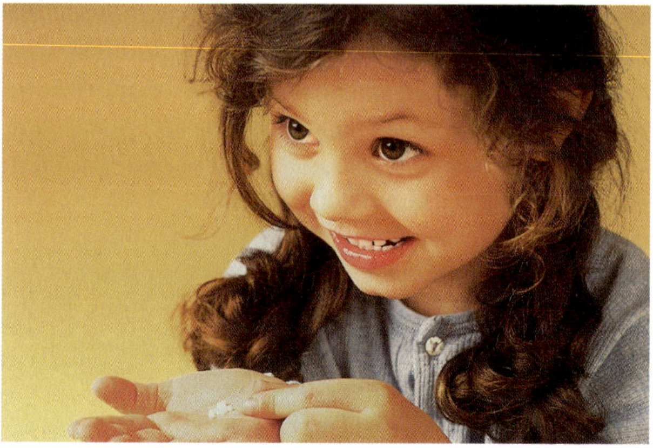

Kleine Patienten und Homöopathie: Kinder reagieren oft sensibler als Erwachsene und sprechen gut auf homöopathische Mittel an.

Als Trägersubstanzen der potenzierten arzneilichen Information dienen bei homöopathischen Mitteln neutrale Stoffe:
- **Milchzucker bei Pulver**
- **Rohr- oder Milchzucker bei Globuli**
- **Alkohol bei Tropfen**

schwerden hat, sondern bereits, wenn die Harmonie des Organismus auf der energetischen Ebene durcheinander gebracht ist. Krankheit ist primär also nicht als organische Funktionsstörung, sondern als Energiestörung zu betrachten.

Homöopathische Arzneien sind als Energieträger zu verstehen, die dem Organismus einen Anstoß geben, wieder zu einem harmonischen Gleichgewicht zurückzufinden. Gerade an diesem Punkt besteht bei vielen Skeptikern Unverständnis. Wie soll das funktionieren? Nach den Erkenntnissen der modernen Molekular- und Quantenphysik befinden sich die Moleküle, die kleinsten Teilchen jeder Materie, in andauernder Schwingung. Sie haben also eine bestimmte Energie, die sie – mit modernen Instrumenten präzise messbar – auch nach außen abstrahlen. Durch ein spezielles fotografisches Verfahren, die Plasmaprintaufnahmen, kann man die bioenergetischen Strahlungsfelder der verschiedensten Objekte sogar sichtbar machen, einerlei, ob es sich um Pflanzen, Tiere, menschliche Körper oder eben homöopathische Arzneimittel handelt.

Herstellung homöopathischer Arzneien

Um aus der Grundsubstanz, in unserem Fall einer Arnikatinktur, ein homöopathisches Medikament herzustellen, bedarf es einer ganzen Reihe von Arbeitsschritten, bei denen die Urtinktur stufenweise verdünnt wird. Durch das angewandte Verfahren wird dabei aber nicht auch die Wirksamkeit des Mittels verdünnt, sondern im Gegenteil verstärkt. Daher spricht man in der Homöopathie statt von Verdünnung von Potenzierung.

Um etwa Arnica D6 herzustellen, geht man folgendermaßen vor: 1 Tropfen der Urtinktur wird mit 9 Tropfen Alkohol vermischt und das Ganze 10-mal kräftig auf- und abgeschüttelt. Damit ist Arnica D1 entstanden. Davon nimmt man erneut 1 Tropfen, versetzt diesen wieder mit 9 Tropfen Alkohol, schüttelt – und hat Arnica D2. Auf diese Weise fährt man fort, bis der Potenzierungsgrad D6 erreicht ist.

Um Tabletten oder Streukügelchen (so genannte Globuli) herzustellen, geht man nach demselben Prinzip vor, nur mischt man hierzu 1 Teil der Ursubstanz mit 9 Teilen Milchzucker. Die Mischung wird in einem Mörser eine genau vorgegebene Zeit mit einer bestimmten Geschwindigkeit verrieben. Dann entnimmt man wieder 1 Teil, fügt 9 weitere Teile Milchzucker hinzu usw. Ist der gewünschte Potenzierungsgrad erreicht, wird der Milchzucker zu Tabletten oder Globuli gepresst.

Kein Geheimcode

Die Buchstaben- und Ziffernkombination hinter dem Präparatnamen gibt die Art und Anzahl der Potenzierungsschritte an, die bei der Herstellung durchgeführt wurden.

- D (lateinisch: decem = 10) bedeutet, dass jeder Schritt eine Verdünnung auf das Zehnfache darstellt (1 Teil plus 9 Teile).
- C (lateinisch: centum = 100) bedeutet, dass jeweils 1 plus 99 Teile gemischt wurden.
- Die Ziffer hinter dem Buchstaben gibt an, wie viele Potenzierungsschritte aufeinander folgten.

Kaufen oder selbst machen?

Angesichts des komplizierten und langwierigen Herstellungsverfahrens homöopathischer Mittel ziehen es selbst eingefleischte Do-it-yourself-Freunde in der Regel vor, diese in der Apotheke zu kaufen. Man tut auch gut daran, denn wie bei den Pflanzenzubereitungen (siehe Seite 38ff.) garantiert der Apotheker bei homöopathischen Arzneien für Qualität. Die Ausgangssubstanzen entsprechen dem Deutschen Arzneibuch (DAB10) sowie dem Homöopathischen Arzneibuch (HAB), in dem genau vorgeschrieben wird, wie die Potenzierung vorgenommen werden muss.

Nach dem Deutschen Arzneibuch geprüfte Homöopathika können Sie ausschließlich in der Apotheke kaufen. Die meisten sind rezeptfrei erhältlich. Ausnahmen hiervon machen nur Mittel mit hochgiftigen Ausgangssubstanzen in geringem Verdünnungsgrad (niedriger Potenz).

Homöopathische Selbstbehandlung

Folgte man den Prinzipien der klassischen Homöopathie, dürfte es eigentlich keine Selbstbehandlung geben. Es ist die Kunst des Homöopathen, das innere Wesen eines Patienten zu erkennen und herauszufinden, welche Störfaktoren für das Auftreten einer Krankheit verantwortlich sind, und das genau dazu passende Mittel auszuwählen. Doch gibt es mittlerweile einen so großen Erfahrungsschatz homöopathisch behandelnder Ärzte, dass für viele Erkrankungen und Beschwerden Mittel angegeben werden können, die mit großer Wahrscheinlichkeit wirksam sind. Einige Dutzend Homöopathika, die sich bei verbreiteten Krankheiten und häufigen Verletzungen immer wieder und zuverlässig bewährt haben, lassen sich daher für die Hausapotheke empfehlen. Mit ihnen hat auch der Laie gute und zugleich unschädliche Mittel rasch zur Hand. Zu diesen gehört unbedingt auch Arnika.

Bei chronischen Krankheiten allerdings sollten Sie keine homöopathische Selbstbehandlung versuchen. In diesen Fällen ist der Gang zu einem ausgebildeten Homöopathen unabdingbar. Dieser wird die Therapie sorgfältig auf Ihre persönliche Konstitution, die Vorgeschichte der Erkrankung sowie Ihre körperliche und seelische Grundverfassung abstimmen.

Homöopathische Mittel richtig einnehmen

Wie bei allen homöopathischen Medikamenten sind auch bei der Einnahme von Arnikamitteln bestimmte Regeln zu beachten, wenn sie ihre Wirkung voll entfalten sollen.

- Lassen Sie die Kügelchen oder Tabletten auf oder unter der Zunge zergehen, schlucken Sie auch Tropfen nicht gleich hinunter. Die Mundschleimhaut sollte Zeit haben, die Wirkstoffe aufzunehmen.
- Nehmen Sie die Homöopathika möglichst nicht auf vollen Magen, sondern am besten eine halbe Stunde vor einer Mahlzeit. Eine Ausnahme stellen Unfallverletzungen dar, bei denen es wichtig ist, Arnika möglichst rasch zu verabreichen.
- Verzichten Sie bei der Einnahme von homöopathischen Arnikamitteln auf die gleichzeitige Anwendung anderer Arnikaheilmittel. Parallelbehandlungen können dazu führen, dass die Symptome nur vorübergehend abgeschwächt werden, ohne dass eine tatsächliche Heilung eingetreten ist. Das macht die Beurteilung des homöopathischen Behandlungserfolgs unmöglich.

Die Dosierung

Die Frage der Menge ist bei Homöopathika einfach zu beantworten: Man nimmt bei jeder Einnahme wahlweise:

- 5 Tropfen
- 5 Globuli (Kügelchen)
- 1 Tablette

Die unterschiedliche Dosierung erfolgt zum einen durch die Wahl der Potenz des Mittels, zum anderen durch die Häufigkeit der Einnahme.

Die in diesem Buch gemachten Angaben zum Potenzierungsgrad der Arnika sowie der Häufigkeit der Einnahme bei den verschiedenen Krankheiten und Unfällen sind als Empfehlungen zu verstehen. Im individuellen Fall kann eine abweichende Dosierung zu besseren Ergebnissen führen.

▶ Allopathische Medikamente, die Ihnen vom Arzt verschrieben wurden, dürfen Sie keinesfalls eigenmächtig absetzen, um sie durch homöopathische zu ersetzen. Dazu ist eine Rücksprache mit dem Arzt erforderlich.

▶ Nehmen Sie homöopathische Mittel nicht zeitgleich mit chemisch-pharmazeutischen Medikamenten ein. Eine halbe Stunde sollten Sie dazwischen mindestens verstreichen lassen.

▶ Verzichten Sie während der Dauer einer homöopathischen Behandlung auf den Genuss von Alkohol, Kaffee und starkem schwarzen Tee. Rauchen Sie nach Möglichkeit auch nicht. All dies könnte die Wirkung der homöopathischen Arznei mindern oder aufheben.

▶ Halten Sie sich bei der Verwendung homöopathischer Arzneimittel an die Dosierungsempfehlung zur Behandlung der jeweiligen Beschwerden. Wer nach dem Motto »Viel hilft viel« vorgeht und mehr einnimmt als empfohlen, macht damit den gewünschten Erfolg zunichte. Die sensible Wirkungsentfaltung im Organismus wird durch ein Zuviel nämlich blockiert.

▶ Sollte das von Ihnen gewählte homöopathische Mittel keine Wirkung zeigen oder die Beschwerden nach einer vorübergehenden Besserung umgehend wieder auftreten, machen Sie höchstens noch einen zweiten Versuch mit einem anderen Mittel oder einer anderen Potenz. Wenn der Erfolg immer noch ausbleibt, wenden Sie sich an einen homöopathisch behandelnden Arzt oder Heilpraktiker.

Welche Potenz ist die richtige?

Die richtige Potenz eines homöopathischen Mittels auszuwählen, gehört zur hohen Schule der Homöopathie. Auf Anhieb gelingt es oft nicht einmal erfahrenen Homöopathen. Die Schwere der Erkrankung oder Verletzung spielt hier ebenso eine Rolle wie die Grundverfassung oder Konstitution des Patienten. Allgemein gilt, dass niedrige Potenzen in Beziehung zu organischen Störungen stehen, hohe Potenzen eher zu Störungen auf seelischem Niveau.

Ist man sich über die Wahl des richtigen Mittels nicht absolut sicher, sollte man stets zu niedrigen Potenzen greifen. Der Laie kommt für die Selbstbehandlung in der Regel mit D-Potenzen aus. Das trifft auch für Arnika zu. Die gängigsten in der Apotheke verkauften Arnikamittel haben die Potenz D4, D6, D12 oder D30.

Kühl, dunkel und trocken aufbewahrt sind Homöopathika jahrelang haltbar.

Grundsätzlich gilt, dass niedrige D-Potenzen von Arnika (ebenso wie von allen anderen Mitteln) öfter eingenommen werden, ein D30-Präparat gewöhnlich nur einmal am Tag. Hochpotenzen (C-Potenzen) hingegen wirken wochen- und monatelang.

Verschlimmerung statt Besserung?

Bei der Behandlung von Krankheiten mit homöopathischen Mitteln kann es prinzipiell immer zu einer so genannten Erstverschlimmerung kommen, d. h. die Beschwerden werden für einige Stunden, selten auch Tage, sogar noch verstärkt, bevor sie schließlich abklingen.

Bei akuten Erkrankungen ist diese Reaktion – in leichter Form – durchaus erwünscht, denn sie beweist, dass der Organismus auf das Mittel anspricht, es also richtig gewählt ist.

Bei chronischen Krankheiten sollte die Erstverschlimmerung allerdings nicht auftreten. Kommt es doch dazu, zeigt dies, dass die Potenzwahl des Mittels falsch war und noch einmal überdacht werden muss.

Ein Fall für Arnika

Ehemalige Alkoholiker sollten wegen des Alkoholgehalts keine homöopathischen Mittel in Tropfenform einnehmen, sondern zu Tabletten oder Globuli greifen.

Homöopathische Arnikapräparate können in allen Fällen Wunder wirken, in denen auch Arnikaumschläge, -spülungen oder -salbenauflagen helfen. Darüber hinaus aber vermögen die potenzierten Tropfen oder Kügelchen noch einiges mehr. Weil aufgrund ihres geringen Gehalts an pflanzlichen Wirkstoffen keinerlei Vergiftungsgefahr besteht, kommen sie ohne weiteres auch bei Krankheiten und Beschwerden zum Einsatz, bei denen herkömmliche Arnikamittel innerlich anzuwenden wären (was tunlichst nicht ohne ärztlichen Rat erfolgen sollte, siehe Seite 48). Das Mittel der Wahl aber ist Arnika bei der Erstversorgung von großen und kleinen Notfällen, angefangen bei blutenden Wunden über Knochenbrüche bis hin zur Gehirnerschütterung.
Die folgenden Seiten geben Ihnen eine Übersicht, bei welchen Beschwerden oder Verletzungen homöopathische Arnikapräparate erfahrungsgemäß eine gute Wirkung zeigen. Ein ausgebildeter Homöopath wird Arnika noch in anderen Fällen zum Einsatz bringen. Umgekehrt wird er in bestimmten Fällen, je nach persönlicher Konstitution des Patienten, bei den hier genannten Erkrankungen auch zu anderen Mitteln greifen. Daher gilt generell: Wenn Ihre homöopathische Selbstbehandlung nicht zum gewünschten Erfolg führt, wenden Sie sich an einen praktizierenden Homöopathen.

Schnelle Hilfe im Notfall

Als Wundheilmittel ist Arnika unter den homöopathischen Arzneien unübertroffen. Sie hat starken Einfluss auf das Blut und die Blutgefäße, so dass Blutungen rasch vermindert werden oder ganz zum Stillstand kommen. Außerdem vermag sie den Wundschmerz nach Verletzungen deutlich herabzusetzen sowie einer drohenden Wundinfektion vorzubeugen. Sie wirkt Schwellungen entgegen und sorgt dafür, dass ins Gewebe ausgetretenes Blut (Bluterguss) zügig resorbiert wird.

Kleinere offene Wunden

Glücklicherweise sind die meisten Hautverletzungen, die man sich im Alltag, zu Hause, im Beruf oder bei Sport und Spiel zuzieht, nur oberflächlicher Art. Sie bluten aus kleinen Kapillargefäßen, und die Blutung kommt bei einem gesunden Menschen nach einigen Minuten von alleine zum Stillstand.

Anwendung: *Durch Einnehmen bzw. Verabreichen von Arnica D6 können Sie die Blutstillung beschleunigen und zugleich die Schmerzen dämpfen. Nehmen Sie das Mittel 1 Stunde lang viertelstündlich.*

Stark blutende bzw. tiefe, klaffende Wunden und Platzwunden müssen von einem Arzt versorgt werden. Er wird die Wundränder nähen und so den Heilungsprozess erleichtern sowie eine starke Narbenbildung verhindern.

Stark blutende Wunden

Ist ein größeres Blutgefäß verletzt, kann es rasch zu einer lebensbedrohlichen Situation kommen. Vor allem bei Arterienverletzungen (helles, stoßweise spritzendes Blut) ist der hohe Blutverlust gefährlich. Rufen Sie bei sehr starkem, durch Erste-Hilfe-Maßnahmen nicht gleich zu stoppenden Blutfluss unverzüglich den Notarzt. Bis zu seinem Eintreffen müssen Sie mit allen Mitteln (Druckverband, gegebenenfalls Abbinden) versuchen, die Blutung zu stillen.

Anwendung: *Ist die unmittelbare Verblutungsgefahr gebannt, geben Sie dem Verletzten Arnica D6, 3-mal alle 5 Minuten, dann 1 Stunde lang viertelstündlich. Neben der blut- und schmerzstillenden Wirkung bekämpfen Sie damit auch den akuten Schockzustand.*

Bei starken Stößen oder Schlägen gegen den Rumpf, bei Knochenbrüchen und Schuss- oder Stichverletzungen besteht stets die Gefahr einer inneren Blutung. Beim Verdacht auf eine innere Verletzung sollten Sie ebenfalls sogleich Arnika geben.

Muskelprellungen und blaue Flecken

Heftige Stöße gegen Muskeln oder Bindegewebe sind alltägliche Vorkommnisse. Wenn die daraus resultierenden Prellungen auch nur zu den leichten Verletzungen zählen, können sie anfangs doch recht unangenehm schmerzen. Im umgebenden Gewebe kommt es durch Verletzungen feinster Blutgefäße zu einem Bluterguss sowie zu einer Schwellung.

Anwendung: *Arnica D6, in den ersten 1 bis 2 Stunden halbstündlich, anschließend 3-mal täglich genommen, lässt die Folgen der Prellung rascher wieder verschwinden.*

Insbesondere bei einem Schlag oder Stoß auf die Umgebung des Auges leistet Arnika gute Dienste. Erstens sind solche Treffer sehr schmerzhaft, und zweitens entwickelt sich meist ein wenig dekoratives blaues Auge. Arnika lässt das unattraktive Veilchen rasch wieder verblühen.

Zum Arzt, wenn …

- Die Wunde stark blutet
- Es sich um eine Bisswunde handelt
- Sich Splitter nicht aus der Wunde entfernen lassen

In all diesen Fällen sollten Sie auf eine Selbstbehandlung verzichten. Gehen Sie auch zum Arzt, wenn sich die Wunde nachträglich entzündet, oder wenn sich eine rote Linie von der Wunde aus in Richtung Herz zieht.

Knochenbrüche

Die Behandlung eines Knochenbruchs, egal welcher Art, gehört auf jeden Fall in die Hand eines Arztes. Arnikagaben (nach erfolgter Erstversorgung des Verletzten gemäß den Regeln der ersten Hilfe) können aber

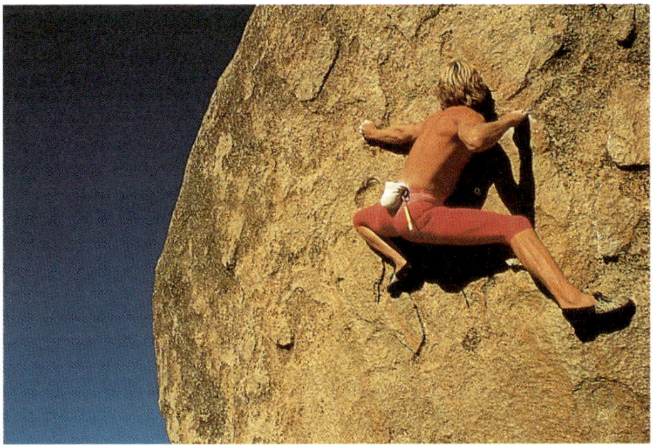

Vor allem bei Extremsportarten ist man ständig in Gefahr, sich Muskel- oder Gelenkverletzungen zuzuziehen.

die Schmerzen mildern, die Schwellung abklingen lassen und den Heilungsprozess unterstützen.
Anwendung: *Nehmen Sie in den ersten Stunden halbstündlich Arnica D6, im Weiteren dann 3-mal täglich Arnica D6 oder 1-mal täglich Arnica D12.*

Verrenkungen und Verstauchungen

Man stolpert oder fällt, tritt zur Hälfte in ein Loch oder über die Bordsteinkante, und schon ist es passiert: Der Fuß ist verstaucht, der Knöchel schmerzt höllisch. Auch an jedem anderen Gelenk kann man durch eine unglückliche Bewegung oder einen Sturz eine Verrenkung oder Verstauchung erleiden. Dabei werden die Bänder der Gelenkkapsel gezerrt und überdehnt. Auch können sich die beiden durch das Gelenk miteinander verbundenen Knochen gegeneinander verschieben. Die Gelenkkapsel oder ihre Bänder reißen möglicherweise.
In jedem Fall kommt es zu einer Schwellung, starken Schmerzen und oft einem satten Bluterguss. Jede weitere Bewegung oder gar Druckbelastung des Gelenks ist äußerst schmerzhaft.

Bei extremen, unvermindert anhaltenden Schmerzen oder wenn Sie eine Fehlstellung des betroffenen Gelenks erkennen, suchen Sie unbedingt einen Arzt, am besten einen Orthopäden auf.

Wenn man den Berichten aus verschiedensten Quellen Glauben schenkt, vermag Arnika in solchen Fällen wahre Wunder zu vollbringen. Von Heilungen über Nacht ist die Rede, desgleichen von völliger Schmerzfreiheit nach wenigen Stunden. Wie optimistisch man die Sache auch sehen mag, eines ist gewiss: Je früher Arnika zum Einsatz kommt, desto besser.

Anwendung: *Nehmen Sie Arnica D6 in der ersten Stunde 4-mal oder öfter, je nach Schwere der Verletzung, dann stündlich bis zur spürbaren Besserung, die spätestens nach 5 Stunden eingetreten sein sollte. Reduzieren Sie die Einnahme dann auf 3-mal täglich bzw. auf Arnica D12 1-mal täglich, bis Sie keine Beschwerden mehr haben.*

Sturz oder Schlag auf den Kopf

Die genannten Symptome können auch erst Stunden oder gar Tage nach einem Unfall, bei dem der Kopf betroffen war, auftreten. Gehen Sie dann sofort zum Arzt.

Kopfverletzungen, bei denen das Gehirn in Mitleidenschaft gezogen wird, gehören zu den gefährlichsten Verletzungen überhaupt. Beim Verdacht auf eine Gehirnerschütterung oder gar einen Schädelbruch ist sofortige ärztliche Hilfe notwendig. Alarmstufe Rot herrscht, wenn nach einem Sturz, bei dem der Kopf hart aufgeschlagen ist, oder nach einem heftigen Schlag auf den Kopf folgende Symptome auftreten: Benommenheit, Schwindelgefühl oder Bewusstlosigkeit, Übelkeit und Erbrechen, Seh- oder Sprachstörungen, Krämpfe am ganzen Körper, Lähmungserscheinungen oder Blutungen aus Ohr, Nase oder Mund.

Anwendung: *Eine sofortige Gabe von Arnica D12 oder D30, anfangs alle 10 Minuten, dann nach und nach in größeren Abständen, kann verhängnisvolle Schwellungen und Blutungen im Gehirn hemmen und unterstützt die Selbstheilungskräfte des Körpers. Behandeln Sie auch eine leichte Beule am Kopf mit Arnika. Arnica D6 reicht hier gewöhnlich aus.*

Nasenbluten

Wenn nach einem Schlag auf die Nase oder nach heftigem Schnäuzen Blut aus der Nase läuft, ist die blutstillende Wirkung von Arnika gefragt.

Anwendung: *Arnica D6, anfangs alle 10 Minuten eingenommen, dann noch 1- oder 2-mal an diesem Tag, hilft den Nasenschleimhäuten, sich zu regenerieren. Das altbewährte Hausmittel, eine kalte Kompresse (z. B. einen nassen Waschlappen) in den Nacken zu legen, tut ein Übriges, den Blutfluss zu stoppen.*

Wenn Sie sehr häufig und schon bei der geringsten Beanspruchung Nasenbluten haben, sollten Sie einen homöopathisch behandelnden Arzt oder Heilpraktiker aufsuchen, um durch eine längere, grundlegende Therapie das Übel bei der Wurzel zu packen.

Um stärkeres Nasenbluten zu stillen, pressen Sie die Nasenlöcher etwa 15 Minuten lang zusammen, während Sie durch den Mund atmen. Geben Sie die Nase dann vorsichtig wieder frei. Hat die Blutung nach 20 Minuten noch nicht aufgehört, sollten Sie einen Arzt aufsuchen.

Arnika kann noch mehr

Dem vielfältigen Arzneibild der Pflanze entsprechend vermag Arnika außer bei Unfallfolgen auch noch in vielen anderen Situationen zu helfen. Für die Potenzwahl und Häufigkeit der Gaben gelten, sofern keine besonderen Empfehlungen gegeben sind, die allgemeinen Anwendungsregeln der homöopathischen Medizin (siehe Seite 76ff.).

Schlafstörungen

Wie viele von Stress oder Nervosität geplagte Menschen wälzen sich in der Nacht im Bett herum, ohne in den ersehnten Schlaf zu gleiten! Arnika kommt als Einschlafhilfe insbesondere dann infrage, wenn man sich zwar müde und zerschlagen fühlt, aber dennoch nicht zur

Ruhe findet. Die Empfindung, statt auf einer weichen Matratze auf einem knochenharten Brett zu liegen, rührt daher, dass der ganze Körper übermäßig berührungsempfindlich ist.

Anwendung: *Arnika führt zu einer Beruhigung des überreizten Nervensystems und zur Entspannung der Muskulatur. Eine einzelne Dosis, z. B. Arnica D6 oder D12, beim Zubettgehen genommen, lässt den unruhigen Geist in einen tiefen, erholsamen Schlaf fallen.*

Positiv zu vermerken ist, dass Arnika wie auch andere homöopathische Schlafmittel bei wiederholter Anwendung nicht zu einer Abhängigkeit führt, wie das bei chemisch-pharmazeutischen Schlafmitteln durchweg der Fall sein kann.

Erschöpfung

Eine beschauliche Wanderung in der schönen Welt der Berge, in der Heimat der Arnika, wirkt stressbedingten Erschöpfungszuständen oft ebenso gut entgegen wie eine medikamentöse Therapie.

Nicht nur sportliche Höchstleistungen lassen den Körper erschöpft zusammenbrechen, auch anhaltende Überbelastung in Beruf oder Familie führen über kurz oder lang zu geistiger und körperlicher Erschöpfung. Anzeichen dafür sind nicht nur rasche Ermüdung, geringe Spannkraft und ein fahles Gesicht, sondern auch Nervosität, Unkonzentriertheit, pessimistische Stimmung und Schlaflosigkeit.

Anwendung: *Arnika unterstützt Körper und Psyche dabei, zum inneren Gleichgewicht zurückzufinden. Natürlich ist es auf Dauer wenig Erfolg versprechend, geflissentlich Arnika zu schlucken und gleichzeitig den belastenden Lebensstil unverändert weiterzuführen. Verringern Sie also Ihr Tagespensum, gönnen Sie sich ausreichend Schlaf, und verzichten Sie auf aufputschenden Kaffeekonsum – die Arnika wird dann das Übrige tun. Nehmen Sie Arnica D6 3-mal täglich, bis Sie sich wieder fit fühlen, höchstens aber 6 Wochen lang.*

Erkrankungen des Venensystems

Bei Venenentzündungen, Neigung zu Krampfadern und Hämorrhoiden sowie nach Thrombosen kann Arnika seine stärkende Wirkung auf Blutgefäße zum Einsatz bringen.

Anwendung: *Wenn Sie konsequent bei homöopathischer Medizin bleiben wollen, können Sie Einreibungen der Gliedmaßen statt mit allopathischer Arnikatinktur auch mit homöopathischer Arnikalösung machen. Nehmen Sie dazu 1 Teelöffel alkoholischer Arnikalösung (D2 bis D6) auf 1/4 Liter Wasser.*

Doch Vorsicht: Gleichgültig, ob homöopathische oder allopathische Arnikatinktur – bei äußerlicher Anwendung treten bei manchen Menschen Unverträglichkeitserscheinungen auf, von juckenden roten Bläschen bis hin zu einem nässenden Ekzem. Probieren Sie daher die Anwendung zunächst an einer kleinen Hautstelle aus, bevor Sie sich großflächig einreiben.

Das äußerlich zu verwendende Homöopathikum wird in der Apotheke angeboten unter der Bezeichnung »Arnica externa«.

Herz- und Kreislaufprobleme

Arnika in homöopathischer Form stellt ein höchst wirksames Herzmittel dar. Symptome, die eine Einnahme von Arnika angeraten erscheinen lassen, sind: beschleunigter Puls, Herzklopfen; rotes Gesicht, Bluthochdruck; Drücken und Stechen in der Herzgegend; beklemmendes, Angst erzeugendes Gefühl, als wolle das Herz aufhören zu schlagen; Angina pectoris (Brustschmerzen infolge mangelnder Blutversorgung des Herzmuskels).

Anwendung: *Bei Anfällen von Angina pectoris wird empfohlen, Arnica D30 alle 10 bis 15 Minuten zu nehmen, bis der Anfall, oft unter Schweißausbruch, vergeht. Bei degenerativen Herzerkrankungen (Altersherz) wird zu Arnica C4 geraten, 3-mal täglich 10 Globuli oder Tropfen.*

Furunkel

Furunkel sind eitrige Entzündungen eines Haarfollikels, bohnen- bis walnussgroß. Spätestens wenn die Furunkel in Scharen auftreten (oft im Nacken, unter der Achsel oder in der Leistenbeuge), einen bläulichen Hof aufweisen und bei Berührung sehr schmerzhaft sind, sollten Sie zu Arnika greifen.

Anwendung: *Arnica D6, 3-mal täglich genommen, beschleunigt das Abheilen der lästigen Eiterherde.*

Furunkel dürfen Sie nie ausdrücken! Besser ist das wiederholte Auflegen heißer Kompressen.

Operationsvorbereitung

Arnika hat sich als ausgezeichneter Helfer in der Operationsvorbereitung und -nachbehandlung bewährt. Bei einer Operation erleidet der Patient durch den Einsatz von Zangen und Klammern oft eine ganze Reihe kleinflächiger Quetschungen, von der eigentlichen Operationswunde einmal ganz abgesehen.

Anwendung: *Eine Gabe Arnica D30 vor einer anstehenden Operation, einige Gaben danach, und die Wundheilung wird nicht nur schneller verlaufen, sondern auch mit erheblich weniger Schmerzen verbunden sein.*

Beschwerden bei neu angepasstem Zahnersatz

Anwendung: *Wenn eine neue Zahnprothese drückt und das Zahnfleisch noch wund ist, mildert Arnica D6 die Schmerzen. Sie sollten es aber nicht länger als 3 Wochen einnehmen. Wundes Zahnfleisch reiben Sie zusätzlich mehrmals täglich mit Arnica-D6-Tropfen ein.*

Beschwerden nach einer Zahnextraktion

Anwendung: *Wenn Ihnen der Zahnarzt einen Zahn ziehen musste, nehmen Sie anschließend gegen die Schmerzen und zur schnelleren Wundheilung halbstündlich*

Arnica D6. In vielen Fällen ist eine Kombination von Arnica D6 und Hypericum D6, in halbstündlichem Wechsel eingenommen, noch wirkungsvoller. Wenn nach einigen Stunden Besserung eingetreten ist, reduzieren Sie die Einnahme auf 3-mal täglich.

Geburtsnachsorge

Eine frischgebackene Mutter braucht ihre ganze Energie für das Baby. Um nach den Strapazen der Geburt rasch wieder zu Kräften zu kommen, tut sie gut daran, Arnika zu Hilfe zu nehmen. Zudem beschleunigt Arnika das Heilen der Geburtswunden und beugt Nachblutungen und Infektionen im Wochenbett vor. Im Gegensatz zu chemisch-pharmazeutischen Präparaten sind keinerlei unerwünschte Auswirkungen auf das Kind zu befürchten, wenn es Spuren des Medikaments mit der Muttermilch aufnimmt.

Arnika, beim Einsetzen der Wehen eingenommen, löst Verkrampfungen und erleichtert die Geburt.

Kindern helfen mit Arnika

Kindern mit homöopathischen Mitteln zu helfen, gestaltet sich zuweilen schwieriger als bei Erwachsenen, denn die kleinen Patienten vermögen oft keine genaue Auskunft zu geben über ihre Beschwerden, ihr allgemeines Befinden und die vorangegangene persönliche Geschichte. Dies alles aber sind Informationen, die zu berücksichtigen sind, wenn es darum geht, das genau passende Mittel zu finden. Der mit homöopathischen Mitteln behandelnde Kinderarzt ist weitgehend auf die Auskunft der Eltern und die eigene, zeitlich sehr eingeschränkte Beobachtung des Kindes angewiesen.
Einer Mutter, die es mit Selbstmedikation versucht, geht es grundsätzlich nicht anders. Durch das enge Zusam-

menleben mit dem Kind kann sie dessen Befinden zwar meist recht gut einschätzen, beim Erfragen der momentanen Beschwerden muss sie sich aber auf dessen Antworten verlassen.
Arnika ist ein homöopathisches Mittel, dessen Trefferquote in diesen Fällen sehr hoch liegt: Bei vielen alltäglichen Verletzungen oder Erkrankungen ist es tatsächlich das richtige Mittel. Insofern eignet es sich gut für eine eigenverantwortliche Behandlung von Kindern mit Mitteln aus der Hausapotheke.

Wichtig ist bei der Selbstbehandlung von Kindern vor allem: Riskieren Sie nichts! Ziehen Sie im Zweifelsfall immer einen Arzt hinzu!

Grundsätzlich ist Arnika natürlich bei Kindern in den gleichen Fällen von Krankheiten, Beschwerden und Verletzungen zu verabreichen wie bei Erwachsenen. Einige Besonderheiten gilt es dennoch zu beachten.

Kinder lieben Kügelchen

Wenngleich in der Wirkung kein Unterschied zwischen den verschiedenen Formen eines homöopathischen Medikaments besteht, eignen sich doch nicht alle gleich gut für die Behandlung von Kindern. Tropfen sind wegen des hohen Alkoholgehalts ungeeignet. Tabletten, die einige Zeit brauchen, bis sie sich aufgelöst haben, werden vor allem von kleinen Kindern oft nicht lange genug unzerkaut im Mund behalten. Die Zuckerkügelchen sind dagegen bei den meisten Kindern sehr beliebt. Im Vorschulalter ist es für die kleinen Patienten ein reizvolles Spiel, die winzigen Dinger auf der Handfläche zu zählen, ob es auch wirklich fünf sind. Später kann eine spannende Geschicklichkeitsübung daraus werden, die Kügelchen aus der Flasche zu schütteln: Schafft man auf Anhieb die richtige Anzahl?
Auch Säuglingen kann man schon Globuli verabreichen. Lösen Sie diese einfach in einem Teelöffel Wasser auf, und geben Sie dem Kind die Lösung ein.

Arnika gegen Blessuren

Der unsanfte Kontakt mit dem harten Boden oder mit allerlei Ecken und Kanten kommt bei Kindern laufend vor. Stürze sind an der Tagesordnung, auch beim spielerischen Kräftemessen gehen sie oft nicht gerade zimperlich miteinander um. Die Folge sind Prellungen und Blutergüsse, Zerrungen, Verstauchungen und ähnliche nicht blutende Verletzungen. Arnika hilft dem kindlichen Körper, die Blessuren zu beheben.

Anwendung: *Geben Sie dem Kind Arnica D4, in der ersten Stunde in kürzeren Intervallen (bei Bedarf bis zu viertelstündlich), dann noch 3-mal täglich.*

Zur äußerlichen Anwendung von Arnika bei Kinderunfällen siehe Seite 65.

Verdacht auf Gehirnerschütterung

Kinder stoßen sich häufig den Kopf oder erhalten einen Schlag darauf. Oft haben sie den Vorfall nach einigen Minuten wieder vergessen. Bei heftigeren Prellungen entsteht eine Beule, und es kommt womöglich zu leichten Kopfschmerzen.

Anwendung: *Einige Gaben Arnica D4, halb- oder viertelstündlich gegeben, mildern die Folgen.*

Wenn das Kind aber – auch noch Stunden nach dem Unfall – plötzlich blass wird und sich erbricht, über Schwindelgefühl klagt, benommen wirkt oder gar in Bewusstlosigkeit sinkt, müssen bei den Eltern die Alarmglocken läuten: Diese Symptome deuten auf eine Gehirnerschütterung hin.

Anwendung: *Geben Sie dem Kind Arnica D30, und bringen Sie es unverzüglich in ein Krankenhaus. Gehirnerschütterung – oder auch nur der Verdacht darauf – ist als Notfall zu betrachten. Der Arzt wird das Kind untersuchen und wahrscheinlich zur Beobachtung zumindest über Nacht im Krankenhaus behalten.*

Magen-Darm-Infektion

Nehmen Sie anhaltenden Durchfall bei Kindern, insbesondere bei Säuglingen, ernst, und konsultieren Sie einen Arzt. Es besteht die Gefahr der Dehydrierung (Entwässerung) des Körpers.

Durchfall kann viele Ursachen haben und auch in Ausprägung und Verlauf sehr unterschiedlich sein. Kinder leiden meist schneller und daher auch häufiger darunter als Erwachsene. Liegt nicht nur eine kleine, harmlose Verdauungsstörung vor, sondern eine massive Gastroenteritis, wie die Mediziner eine akute Infektion des Verdauungsapparats nennen, braucht das Kind Hilfe.
Anwendung: *Arnica D6 ist das richtige Mittel, wenn der kleine Patient über ein Gefühl der Zerschlagenheit jammert und schleimige, möglicherweise sogar blutige Durchfälle begleitet sind von faulig riechendem Aufstoßen.*

Keuchhusten

Der Keuchhusten gehört zu den klassischen Kinderkrankheiten. Gefährlich kann er nur für sehr kleine Säuglinge werden. Für die übrigen Kinder ist die bakterielle Infektionskrankheit wegen der heftigen, krampfartigen und lang anhaltenden Hustenanfälle höchst erschöpfend. Gehen Sie aber bei Verdacht auf

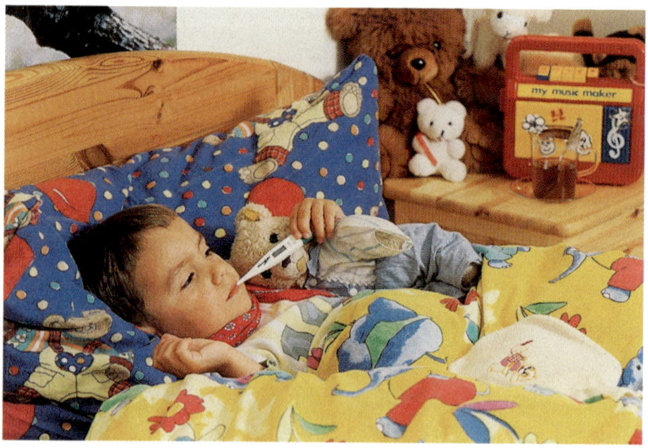

Kranke Kinder brauchen neben dem richtigen Medikament vor allem viel Ansprache und Zuwendung. Auch das unterstützt den Heilungsprozess.

Keuchhusten mit dem Kind unbedingt zum Arzt! Ein markantes Anzeichen ist das keuchende Ziehen, wenn das Kind bei einem Hustenanfall nach Luft schnappt (bedingt durch die Anschwellung des Kehlkopfs).
Anwendung: *Auf homöopathischem Weg kann Arnika Linderung bringen, wenn das Kind folgende Symptome zeigt: Das Gesicht ist rot, der Kopf heiß bei zugleich kalten Extremitäten. Das Kind zeigt eine deutliche Angstreaktion vor einem Hustenanfall, d. h., es spürt den Anfall kommen. Der zähe Auswurf beim Husten ist blutig, oft tritt Nasenbluten hinzu; das Husten selbst ist so schmerzhaft, dass das Kind hinterher weint.*
Welche Arnikapotenz im Einzelfall die richtige ist, muss ausprobiert werden. Oft genügt D4 (in Intervallen gegeben), es kann aber auch D30 (1-malige Gabe) erforderlich sein, um eine merkliche Linderung zu bewirken.

Die Impfung gegen Keuchhusten senkt das Risiko einer Erkrankung nicht auf Null. Sie mildert aber auf jeden Fall den Verlauf des Keuchhustens stark, so dass er oft nur noch wie ein normaler Bronchialhusten auftritt.

Kephalhämatom bei Neugeborenen

Viele Neugeborene weisen ein- oder beidseitig am Kopf eine weiche Schwellung auf, die durch einen Bluterguss zwischen dem Schädelknochen und dessen derber Knochenhaut bedingt ist. Die Schwellung entsteht während der Entbindung, wenn der Druck, der auf das Schädeldach des Babys ausgeübt wird, kleinste Blutgefäße zum Platzen bringt. Ein Kephalhämatom sieht zwar beunruhigend aus, ist aber ungefährlich und bildet sich von allein zurück, wenn der Bluterguss resorbiert wird.
Das kann allerdings bis zu einigen Wochen dauern, und solange ist eine Berührung der Schwellung für das Kind wohl recht unangenehm.
Anwendung: *Gibt man dem Baby jeweils 1/2 Stunde vor seinen Mahlzeiten Arnica D4 (5 Kügelchen, in 1 Teelöffel Wasser aufgelöst), bis die Schwellung abgeklungen ist, wird ihm der Start ins Leben erleichert.*

Hilfe für Hund und Katze – Arnika in der Tiermedizin

Arnika hilft nicht nur uns Menschen bei den verschiedensten Blessuren, sondern in gleicher Weise auch unseren vierbeinigen Hausgenossen. Wer Arnika in seiner Hausapotheke hat, sei es als Tinktur, Salbe oder homöopathisches Mittel, hat stets etwas zur Hand für den Fall, dass Mieze oder Bello sich verletzen.

Arnika ist auch in der Tierheilkunde bei allen nicht blutenden Verletzungen, z. B. Prellungen, Quetschungen, Zerrungen oder Verstauchungen ein bewährtes Mittel. Wie rasch ist es passiert, dass ein unerfahrenes Kätzchen von einer Treppe, vom Balkon oder einem Baum abstürzt, dass ein Hund von einem Radfahrer oder gar einem Auto angefahren wird oder dass ein unachtsamer Mensch dem Haustier versehentlich auf die Pfote tritt. Arnika kann in all solchen Fällen den Tieren etliches an Schmerzen ersparen. Bei schwereren Verletzungen dienen Arnikaanwendungen zur Erstversorgung bzw. als begleitende Maßnahme zur tierärztlichen Behandlung.

Für Tiere zu empfehlen

Als Haustierbesitzer sollte man folgende Medikamente in seiner Hausapotheke haben:

- 10-prozentige Arnikasalbe
- Arnikatinktur, selbst angesetzt nach dem Rezept auf Seite 41 oder aus der Apotheke (zur Anwendung 1 Teelöffel davon mit 1/4 Liter Wasser verdünnen)
- Arnika als homöopathische Arznei in der Potenz D4 oder D6, vorzugsweise in Form von Tropfen, denn diese sind dem Tier leichter zu verabreichen als Globuli. (Anwendung: Stündlich 5 Tropfen bis zur erkennbaren Besserung, danach 3-mal täglich 5 Tropfen verabreichen.)

Verbände und Umschläge anlegen

- Auf eine verletzte Körperstelle aufgetragene Arnikasalbe muss mit einem Verband bedeckt werden, soll sie nicht sogleich wieder abgeleckt oder am Lager des Tiers abgerieben werden. Schlauchverbände, die es in verschiedenen Größen in der Apotheke gibt, eignen sich dafür am besten. Für einen Pfotenverband etwa knoten Sie den Gazeschlauch an einem Ende zu, ziehen ihn dem Tier wie einen Strumpf an und teilen das obere Ende durch Einschneiden in zwei Bänder, die Sie um Brust und Schulter (nicht um den Hals!) des Tiers führen und verknoten.

- Arnikaumschläge sollen möglichst lange auf die verletzte oder kranke Körperstelle einwirken. Leider hält sich ein Tier kaum jemals so lange still. Folglich muss der Umschlag fixiert werden, damit er nicht abfällt. Je nach Größe des Tiers bzw. des betroffenen Körperteils eignet sich eine an der Spitze aufgeschnittene Wollsocke, ein alter Pullover oder ein abgeschnittener Ärmel desselben, um als trockener Schlauch über den feuchten Umschlag gezogen zu werden.

Arzneien eingeben

- Globuli geben Sie einem Hund, indem Sie ihm den Kopf nach oben überstrecken, das Maul öffnen und die Kügelchen möglichst weit hinten in den Rachen fallen lassen. Verschließen Sie dem Hund dann das Maul mit der Hand, und lassen Sie erst los, wenn er fühlbar geschluckt hat.

Katzen, die meist widerspenstiger und zudem geschickter im Ausspucken sind, sollten für die Zwangseingabe von einer Hilfsperson festgehalten oder in ein Handtuch eingewickelt werden, damit man die Hand frei hat zum Festhalten des Kopfes.

- Man kann die Globuli auch in 1 Teelöffel Wasser auflösen und dem Tier mit Hilfe einer Plastikspritze bei geschlossenem Maul seitlich zwischen den Zähnen hindurch ins Maul spritzen. Halten Sie Ihrem Liebling so lange das Maul zu, bis er geschluckt hat.
- Homöopathische Tropfen können Sie dem Tier, langsam einen nach dem anderen, auf die leicht nach unten gezogene Unterlippe träufeln.

Tropfen und Globuli können Sie Ihrem Haustier in der Regel selbst eingeben. Spritzen sind eine Aufgabe für den Tierarzt.

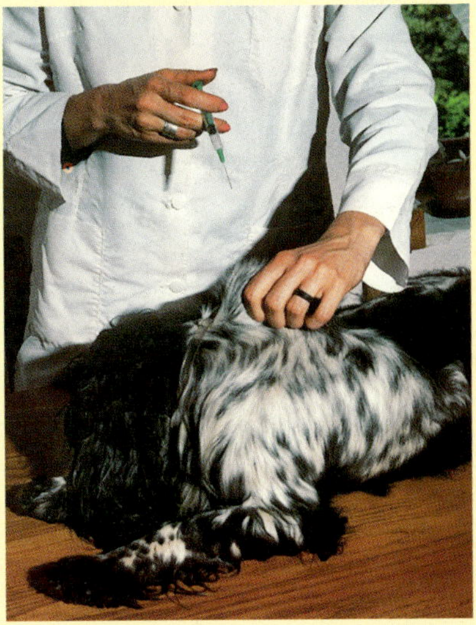

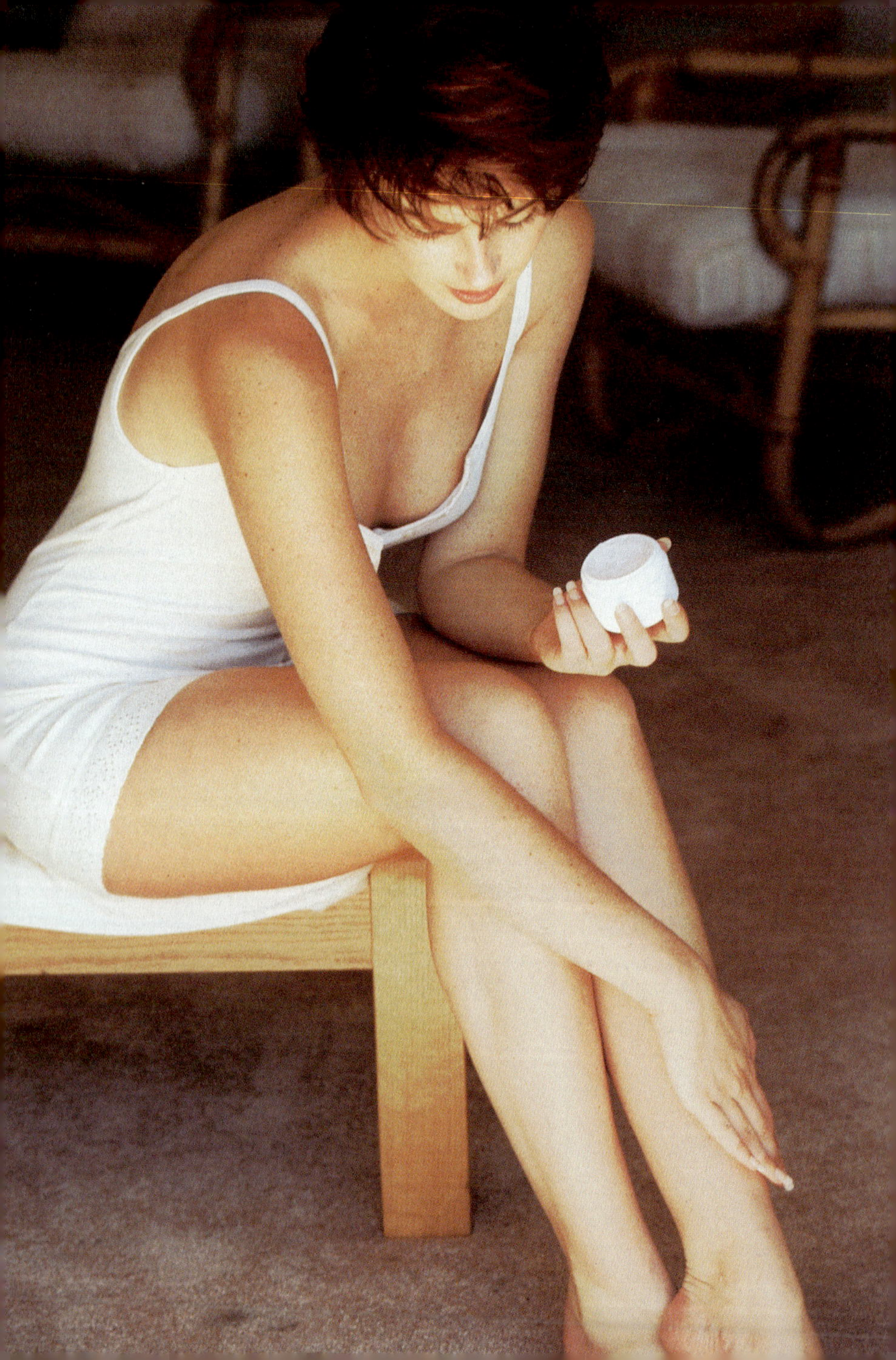

Arnika in der Körperpflege

Wer sagt, dass man erst zu Arnika greifen muss, wenn man ein Leiden zu kurieren hat? Viel besser ist es doch, mit der Anwendung von Arnikaprodukten nach Möglichkeit zu verhindern, dass sich Beschwerden überhaupt erst einstellen. In einer Zeit, wo in der Körperpflege immer mehr Wert auf natürliche Wirkstoffe gelegt wird, hat die schöne Arnikapflanze neben ihrem Renommee als Heilpflanze auch einen guten Ruf als Schönheitsmittel gewonnen.

Körperpflege ist Gesundheitspflege

Körperliches und seelisches Wohlbefinden zählen zu den wichtigsten Voraussetzungen für eine gute gesundheitliche Stabilität. Und ein nicht unerhebliches Mittel, dieses Wohlbefinden zu erreichen, ist eine gezielte Körperpflege, die auf die Bedürfnisse des Einzelnen abgestimmt ist. Der Weg, auf dem die verschiedenen Pflegemaßnahmen auf den Körper einwirken, führt dabei stets über die Haut.

Die Haut, unser größtes Organ

Durchschnittlich verfügt der erwachsene Mensch über eine Hautoberfläche von rund 1,8 Quadratmetern. Bei einer Dicke von bis zu neun Millimeter bringt es die Körperhülle im Durchschnitt immerhin auf das erstaunliche Gewicht von elf Kilogramm. Sie umgibt den Körper zwar als abschließende und schützende Umhüllung, lässt aber dennoch vieles von außen nach innen durch-

Beobachten Sie doch einmal bewusst, wie Sie bei einer entspannten Körperpflege reagieren, wie Sie sich fühlen und was sich eventuell verändert. Sich selbst wahrzunehmen ist die erste Voraussetzung, um die Körperpflege als Gesundheitspflege zu verstehen.

dringen. Dazu gehören Umweltreize wie Wärme oder Kälte ebenso wie die verschiedensten stofflichen Komponenten. Die Haut trennt den Körper also nicht nur von seiner Umwelt, sie bildet gleichzeitig eine Brücke zwischen ihm und der Umgebung.

Unsere Haut mit ihrem komplizierten Aufbau und den vielfältigen Funktionen macht unser körperliches wie auch das seelische Befinden nach außen hin sichtbar.

Arnika geht unter die Haut

Weil im Hautgewebe auf ganzer Fläche lauter feine und feinste Blutgefäße, die so genannten Kapillaren, eingelagert sind, können Stoffe, die die äußeren Hautschichten durchdrungen haben, auf kurzem Weg in das Blut übergehen und auf diese Weise rasch im ganzen übrigen Körper verbreitet werden.
Wer seinem Körper die Wirkstoffe der Arnika zuführen will, braucht sie also nicht zwangsläufig zu schlucken, er kann sie auch über die Haut in den Organismus einschleusen – und zwar wesentlich feiner dosiert und gezielt dort, wo sie benötigt werden.

Pflegeprodukte aus der Drogerie

Im breiten Marktangebot an biologischen Körperpflegemitteln sind eine ganze Reihe von Produkten vertreten, die auf die Wirkstoffe der Arnikapflanze setzen. Anders als die klassischen Heilmittel, die es nur in der Apotheke gibt, sind die Körperpflegeprodukte auch in Drogerien und Reformhäusern sowie in den entsprechenden Abteilungen von Warenhäusern erhältlich.

Allergiker, aufgepasst!

Ebenfalls anders als bei Heilmitteln müssen bei Körperpflegeprodukten die Inhaltsstoffe nicht deklariert sein. Das macht insbesondere für Allergiker den Trend zur Verwendung von Naturprodukten eher bedenklich. Laut einer Expertengruppe des Europarats gibt es bei uns

derzeit über 250 verschiedene Pflanzen, die in Kosmetika stecken. Davon vermögen 21 bekanntermaßen Allergien auszulösen. Auf dieser roten Liste steht u. a. auch der Name »Arnika«.
Es muss betont werden, dass Hautpflegeprodukte oder Kosmetika, die Pflanzenzubereitungen enthalten, zwar als natürlich bezeichnet werden, damit aber nicht zwangsläufig gesundheitlich unbedenklich sind, vor allem nicht für Menschen mit einer Neigung zu Allergien. Zwar ist die Zahl der beschriebenen Kontaktekzeme durch Pflanzenkosmetika gering, doch gelten gerade viel verwendete Pflanzen wie Arnika, Hamamelis und Kamille als stark allergisierend.

Wenn Sie jeden Abend das Gefühl haben, Ihre Arme und Beine seien zentnerschwer, bringen Einreibungen mit arnikahaltigen Pflegemitteln eine spürbare Erleichterung.

Wohltat für den ganzen Körper

Auch wenn die Wirkstoffe über die Haut aufgenommen werden, heißt das doch nicht, dass sie nur oberflächliche Ergebnisse zeitigten. Beispielhaft seien hier einige tiefenwirksame Körperpflegeprodukte mit Arnika aufgeführt, die sich seit langem bewährt und auf dem deutschen Markt weite Verbreitung gefunden haben.

Weleda Hauttonikum

Die Heilpflanzenauszüge in diesem Tonikum spielen ihre Wirksamkeit auf das venöse Blutgefäßsystem aus und sorgen auf diese Weise für eine Belebung des Körpers. Die Haut und das venöse Kreislaufsystem beeinflussen sich direkt und indirekt gegenseitig. Bei schlaffen Venen kommt es zu venösen Stauungen, und diese wiederum verhindern eine ausreichende Versorgung des Körperorgans Haut mit Blut. Die Folge sind Hautprobleme wie Pergamenthaut oder Faltenbildung.

Mit dem Weleda Hauttonikum kann man das oberflächliche Venensystem und damit zugleich die Hautfunktionen aktivieren und stärken. Arnikaauszüge sorgen dafür, unterstützt durch die Wirkstoffe von Schlehe, Klettenwurzel, Iris und Hamamelis.

Reiben Sie sich die Beine, eventuell auch die Arme, 1- bis 2-mal täglich mit dem Tonikum ein. Streichen Sie dabei mit den Händen unter sanftem Druck die Gliedmaßen entlang, immer in Richtung zum Herzen, der Fließrichtung des venösen Bluts entsprechend. Ihr Körper wird darauf nicht nur mit einem Gefühl der Erfrischung und Belebung reagieren, die Einreibungen dienen auch der Vorbeugung von venösen Stauungen aller Art. Die Durchblutung und damit auch der Stoffwechsel der Haut werden angeregt, was sie frischer und rosiger aussehen lässt.

Hautpflege und mehr

Um den Körper fit und gesund zu erhalten, genügt es allerdings nicht, ihn nur eifrig mit Heilkräutern zu pflegen. Das A und O ist eine gesunde Lebensführung mit viel Bewegung an der frischen Luft, sportlicher Betätigung zur Erhaltung der Kondition, Einschränkung von Genussgiften wie Alkohol, Nikotin und Koffein – und nicht zuletzt eine gesunde, ausgewogene Ernährung.

Weleda Kastanienbad

Ein Arnikaauszug in Kombination mit den Wirkstoffen der Rosskastanie sorgt für eine Belebung des großen Körperorgans Haut, für eine Straffung des Bindegewebes und eine Verbesserung der Blut- und Lymphzirkulation. Vom Hauttonikum unterscheidet sich das Kastanienbad im Wesentlichen nur durch die Art seiner Anwendung: Man kippt es in (nicht zu warmes) Badewasser und lässt sich wohlig hineingleiten. Solche Vollbäder, 2- bis 3-mal wöchentlich in aller Ruhe genossen, vitalisieren den ganzen Organismus und führen den Körper in seine Balance zurück.

Arnika für Haut und Haare

Schön und gesund, gesund und schön – besonders was Haut und Haare angeht, lassen sich diese beiden Eigenschaften nicht trennen. Durch regelmäßige Pflege mit arnikahaltigen Produkten ist es kein Kunststück, bis ins Alter hinein gut aussehend und vital zu bleiben.

Eine ausgiebige Massage trägt viel zum Wohlbefinden bei und ist schon deshalb ein Schönheitsmittel: Wer sich wohl fühlt, gewinnt an Ausstrahlung und damit an Schönheit.

Massageöl für die Haut

Ein Ölauszug aus Arnikablüten eignet sich ideal als Massageöl, das die Haut geschmeidig erhält und die Spannkraft des Gewebes fördert. Neutrale Öle wie Erdnussöl oder Olivenöl dienen dabei als Extraktionsmittel für die Droge sowie als Trägersubstanzen, die die Wirkstoffe in die Haut hineintransportieren. Man kann ein solches Massageöl kaufen, aber auch ohne weiteres selbst herstellen.

Die regelmäßige Anwendung eines solchen Massageöls nach einem Bad oder einer Dusche gibt der Haut den Schutzfilm zurück, der ihr durch die Seife genommen wurde. Durch die Förderung des Hautstoffwechsels und

Arnikaöl, selbst gemacht

Ein einfaches Rezept zur Herstellung eines Massageöls mit Arnika ist folgendes:

- Getrocknete Arnikablüten aus der Apotheke in ein Glas oder eine Flasche füllen
- So weit mit hochwertigem, angewärmtem Olivenöl auffüllen, dass die Droge gut bedeckt ist
- Etwa 30 Minuten abgedunkelt stehen lassen, währenddessen gelegentlich umrühren
- Zuletzt die Pflanzenteile abfiltern
- Das Arnikaöl im Kühlschrank aufbewahren

die Stärkung des Bindegewebes der Haut wirkt die Arnikamassage sowohl der Zellulite (Orangenhaut) als auch Schwangerschaftsstreifen entgegen.
Wenn man sich vor körperlichen Aktivitäten eine Arnikamassage gönnt, erreicht man durch die Anregung der Hautdurchblutung einen gewissen Aufwärmeffekt und beugt Muskelverkrampfungen vor. Nach dem Sport in die Haut einmassiert, löst das Arnikaöl entstandene Verspannungen und lässt oft einen Muskelkater gar nicht erst entstehen.

Fußpflege

Unter der Bezeichnung »Fußbalsam« sind verschiedene Cremes mit Arnikaextrakten erhältlich, die zum Einreiben und Massieren der Füße gedacht sind. Eine besondere Wohltat ist dies natürlich, wenn die Füße schwer sind oder nach einem anstrengenden Tag auf den Beinen schmerzen. Aber auch die regelmäßige Pflege der Füße hat ihre Berechtigung, denn Arnika kann bei täglicher Anwendung nicht nur quälendes Brennen, sondern auch Hornhautbildung und Fußgeruch verhindern. Was die Wirkung der Arnika anbelangt, hätten zweifellos Einreibungen mit einfacher verdünnter Tinktur dieselben Effekte, doch geben pflegende Öle dem Balsam noch einen zusätzlichen kosmetischen Wert.

Zur Behandlung von müden Füßen siehe auch Seite 55.

Arnika gegen Haarausfall

Um Missverständnissen vorzubeugen, sei gleich vorab gesagt: Wer die Veranlagung zu einer Glatzenbildung oder zur Ausbildung von Geheimratsecken hat, kann diese Entwicklung mit Arnika nicht stoppen. Wer aber unter einem diffusen Haarausfall leidet, sollte es einmal mit einer Arnikakur für die Kopfhaut probieren. Massieren Sie nach jeder Haarwäsche verdünnte Arnikatinktur oder ein Haarwasser, das Arnikaextrakte enthält, mit kreisenden Bewegungen in die Kopfhaut ein. Durch die vitalisierende Wirkung, die Arnika auf die Kopfhaut ausübt, werden die Haarfollikel wieder besser versorgt, und die einzelnen Haare haben eine längere Lebenserwartung. Bei regelmäßiger Anwendung über einige Monate hinweg wird das Kopfhaar dank der nachwachsenden Haare deutlich voller wirken.

Arnikatinktur ist kein Wunderelixier. Nach einer nur einmaligen Anwendung wird man insbesondere bei kosmetischen Problemen wie Haarausfall oder Warzenbildung noch keinen sichtbaren Erfolg feststellen. Nur konsequente Anwendung bringt Erfolg.

Arnika gegen Warzen

Je nachdem, wo eine Warze sprießt, wird sie als mehr oder weniger störend empfunden. Die markanten, aber in der Regel gutartigen Hautverdickungen sind keine ernste gesundheitliche Störung, wohl aber können sie ein kosmetisches Problem darstellen. Die gewöhnlichen Warzen, hervorgerufen durch bestimmte Viren, treten meist nicht einzeln auf, sondern in kleinen Gruppen. Menschen mit einer Neigung zu Entzündungen und Durchblutungsstörungen sind besonders davon betroffen, denn die Viren können in geschädigte Haut leichter eindringen.

In der Volksheilkunde galt Arnikatinktur früher neben ihren vielen übrigen Vorzügen vor allem auch als bewährtes Warzenmittel. Um eine Warze loszuwerden, wurde empfohlen, die Haut dicht um die Warze so lange immer wieder mit verdünnter Arnikatinktur einzureiben, bis die Warze verschwunden ist.

Leider ist nirgendwo angegeben, wie viel Geduld eine derartige Behandlung erfordert. Warzen können sich nämlich sehr hartnäckig allen naturheilkundlichen Therapien widersetzen, andere wieder verschwinden ganz ohne jedes Zutun von alleine. Mit etwas Glück zählt gerade die eigene Warze zu denjenigen, die auf Arnikabehandlung ansprechen und tatsächlich verschwinden.

Wo Arnika hilft – Anwendungen auf einen Blick

Einsatzbereich	Symptome	Anwendung
Akne	Mitesser, Pusteln	Umschlag
Bluterguss, blaues Auge	Blau bis gelbgrün gefärbte Schwellung	Umschlag, Salbe
Durchblutungsstörungen der Beine	Einschlafen der Gliedmaßen	Einreibung, Salbe
Fußpflege	Brennen, Hornhautbildung, Fußgeruch	Fußbad
Füße, abgespannte	Schmerzende, heiße Füße	Fußbad
Gelenkentzündung	Schmerzen, vor allem nach Ruhepausen	Umschlag, Einreibung
Gelenkverletzung	Starke Schmerzen, Bewegungsempfindlichkeit	Umschlag, Salbe
Gicht	Akute Schmerzen, meist in Fuß- und Zehengelenken	Umschlag, Einreibung
Haarausfall	Bildung kahler Stellen bei Kopf- oder Barthaar	Tinktur in Kopfhaut einmassieren
Halsschmerzen	Brennen im Hals, Schluckbeschwerden	Gurgeln
Hämorrhoiden	Afterjucken, Blut im Stuhl	Umschlag, Salbe
Hautpflege	Brennende oder fahle Haut	Massage mit Öl
Heiserkeit	Artikulationsschwierigkeiten, rauher Hals	Gurgeln
Hexenschuss	Schlagartig einsetzender Schmerz im Kreuz	Warmer Umschlag, Einreibung

Wo Arnika hilft – Anwendungen auf einen Blick

Einsatzbereich	Symptome	Anwendung
Insektenstich	Rötung und Schwellung der Einstichstelle, Juckreiz	Umschlag, Salbe
Krampfadern	Verdickte, hervortretende Venen in den Beinen	Einreibung, Salbe
Milchbildung, Schwierigkeiten nach der Entbindung	Zu wenig Milch oder schmerzhafter Milchstau	Einreibung mit Öl
Muskelkater	Verspannungen und schmerzhafte Verhärtungen	Einreibung, Umschlag, Bad
Muskelkrämpfe	Schmerzhaftes Zusammenziehen eines Muskels	Einreibung
Nabelpflege bei Neugeborenen	Geröteter oder entzündeter Nabel	Streupuder
Rheumatische Erkrankungen	Gelenk- oder Muskelschmerzen, Bildung von Rheumaknoten	Umschlag, Einreibung
Sonnenbrand	Gerötete Haut, eventuell Blasenbildung	Umschlag, Salbe
Verbrennungen	Gerötete, sich schälende Haut	Umschlag, Salbe
Verletzungen, stumpfe	Schwellungen, Blutungen unter der Haut	Umschlag, Salbe
Warzen	Dunkle, linsengroße Geschwülste	Einstreichen mit Tinktur
Wunden, schlecht heilende	Zögernder Heilungsprozess bei offenen Verletzungen	Feuchter Verband
Zahnfleischentzündung	Rötungen, Blutungen	Mundspülung

Arnika in der Homöopathie

Einsatzbereich	Wirkung
Altersherzbeschwerden	Herzstärkend
Angina pectoris	Herzstärkend, entspannend
Aufstoßen faulig riechendes	Beruhigt Magennerven, fördert Heilungsprozess im Verdauungstrakt
Bluthochdruck (manche Formen)	Senkt den Blutdruck
Erschöpfung	Belebt und regt an
Furunkel	Fördert die Heilung, hemmt die Eiterbildung
Geburtsnachsorge	Fördert Heilung der Geburtswunden, beugt Infektionen vor
Gelenkverletzungen (Verrenkung, Verstauchung), Blutergüsse aller Art und Muskelprellungen	Schmerzbekämpfung, mindert die Schwellung, fördert den Heilungsprozess
Hämorrhoiden	Stärkung der venösen Blutgefäße, schmerzlindernd
Kephalhämatom (Kopfgeschwulst) bei Neugeborenen	Mindert die Schwellung, beschleunigt Resorption des Blutergusses
Keuchhusten	Krampflösend, stärkend bei Erschöpfung
Knochenbrüche	Beschleunigt den Heilungsprozess
Krampfadern	Stärkung der Venen

Arnika in der Homöopathie

Einsatzbereich	Wirkung
Magen-Darm-Infektion	Fördert Heilungsprozess
Muskelkater	Schmerzstillend, entkrampfend
Muskelkrämpfe	Schmerzlindernd, entkrampfend
Nasenbluten	Blutstillend
Neuralgien (Nervenschmerzen)	Schmerzstillend
Operationsvorbereitung	Mobilisierung der Körperkräfte gegen zu erwartende Verletzungen
Schlafstörungen	Entspannung der Muskulatur, Beruhigung der überreizten Nerven
Sturz oder Schlag auf den Kopf, Gehirnerschütterung	Kann Schwellungen und Blutungen im Gehirn hemmen
Thrombosen	Zur Nachbehandlung, Stärkung der Blutgefäße
Venenentzündung	Entzündungshemmend, Stärkung des venösen Blutgefäßsystems
Wunden, kleinere blutende	Beschleunigt Blutstillung
Wunden, stark blutende	Blut- und Schmerzstillung, Schockbekämpfung
Zahnersatzanpassung	Schmerzlindernd bei wundem Zahnfleisch
Zahnextraktion, Nachbehandlung	Schmerzstillend, mindert die Schwellung

Bezugsquellen

Auch beim Einkauf von frei verkäuflichen Arzneimitteln gilt: Wenden Sie sich im Zweifelsfall immer an Ihren Arzt!

Saatgut für die Arnikakultur im eigenen Garten können Sie z. B. von folgenden Anbietern beziehen:

Arnica montana

Conrad Appel GmbH
Samen und Pflanzen
Bismarckstraße 59
64293 Darmstadt
Tel.: 06151/9292-0
Fax: 06151/9292-10

A. Treppens & Co,
Samen-GmbH
Berlinerstraße 84–88
14169 Berlin-Zehlendorf
Tel.: 030/8113336
Fax: 030/8114304

Arnica chamissonis

Bornträger und Schlemmer
Heil- und Gewürzpflanzen
67591 Offstein
Tel.: 06243/7079
Fax: 06243/7060

Hilfe bei der Beschaffung von Arnikasamen sowie Möglichkeiten zum Erfahrungsaustausch über deren Kultivierung finden Sie auch bei der:
Gesellschaft der Staudenfreunde e.V.
Meisenweg 1
65795 Hattersheim

Arnikadroge (getrocknete Pflanzenteile), **Arnikatinktur** und **Arnikaöl**, die den Anforderungen des Deutschen Arzneibuchs (DAB10) entsprechen, erhalten Sie in jeder Apotheke. Wenn sie nicht ohnehin vorrätig sind, kann der Apotheker sie in der Regel innerhalb eines Tages besorgen.

Dasselbe gilt für **homöopathische Mittel mit Arnika**. Nach den Kriterien des DAB10 hergestellte und daher eine bestimmte Qualität garantierende Homöopathika sind nicht frei verkäuflich, sondern nur in der Apotheke erhältlich.

Adressen, die weiterhelfen

… wenn es darum geht:

- ▶ Einen Homöopathen oder einen mit Naturheilverfahren behandelnden Arzt in Ihrer Nähe zu finden
- ▶ Spezielle Fragen zur Anwendung von Arnikaheilmitteln zu klären
- ▶ Informationen zu Fertigarzneien mit Arnika zu erhalten

Bundesverband deutscher Ärzte für Naturheilverfahren
Sophienstraße 2
80333 München

Deutscher Zentralverein homöopathischer Ärzte e. V.
Linkenheimer Landstraße 113
76149 Karlsruhe

Deutsche Gesellschaft für klassische Homöopathie
Grubmühler Feldstraße 14 a
82131 Gauting bei München

▶ In Österreich und der Schweiz sind diese Institutionen zuständig:

Österreichische Gesellschaft für homöopathische Medizin
Ludwig-Boltzmann-Institut für Homöopathie
Mariahilfer Straße 110
A-1070 Wien

Naturärzte-Vereinigung der Schweiz
Postfach
CH-9052 Niederteufen

▶ Arzneimittelhersteller:
Weleda AG Heilmittelbetriebe
Medizinisch-wissenschaftliche Abteilung
Möhlerstraße 3
73525 Schwäbisch Gmünd

Kneipp-Heilmittel-Werk
Steinbachtal 43
97082 Würzburg
Informationsservice
Tel.: 0130/832727

Auf die meisten dieser Adressen werden Sie kaum angewiesen sein: In der Regel kann Ihnen Ihr Arzt oder Apotheker weiterhelfen.

Impressum
© 1998 Südwest Verlag GmbH & Co. KG, München

Redaktion: Ruth Gelfert
Projektleitung: Dr. Alex Klubertanz
Redaktionsleitung und medizinische Fachberatung: Dr. med. Christiane Lentz
Bildredaktion: Sabine Kestler
Produktion: Manfred Metzger
Umschlag: Manuela Hutschenreiter, München
Layout: Wolfgang Lehner
DTP: Arthur Lenner

Printed in Italy
Gedruckt auf chlor- und säurearmem Papier

ISBN 3-517-08019-5

Über die Autorin

Maria Hofmann ist Diplombiologin und befasste sich während ihres Studiums eingehend mit Pflanzenheilkunde und pharmazeutischer Medizin. Von jeher galt ihr Interesse den Heilkräften von Pflanzen, die sie mit Erfolg für sich und ihre Familie nutzt.

Literatur

Au, Franziska von: Hausrezepte gegen alle Krankheiten. Südwest Verlag. München 1996
Hofmann, Robert (Hrsg.): Die 12 Heilwunder der Natur. Aloe Vera, Teebaumöl, Melatonin, Arnika, Gingko, Enzyme und Schwarzkümmel. Econ Verlag. Düsseldorf 1997
Leung, Albert Y.: Chinesische Heilkräuter. Diederichs Verlag. München 1995
Pahlow, Manfred: Das große Buch der Heilpflanzen. Gräfe und Unzer Verlag. München 1996
Treutwein, Norbert: Übersäuerung – krank ohne Grund? Südwest Verlag. 3. Auflage, München 1997

Hinweis

Das vorliegende Buch ist sorgfältig erarbeitet worden. Dennoch erfolgen alle Angaben ohne Gewähr. Weder Autorin noch Verlag können für eventuelle Nachteile oder Schäden, die aus den im Buch gemachten praktischen Hinweisen resultieren, eine Haftung übernehmen.

Bildnachweis

AKG, Berlin: 45; Bavaria, Gauting: 36 (Harald Theissen), 95 (VLOO); Bilderberg, Hamburg: 16 (H. & H.-J. Koch), 58 (S. Elleringmann); Botanik-Bildarchiv Laux, Biberach: 1, 12; Das Fotoarchiv, Essen: 21 (Andreas Riedmiller), 47 (Jörn Sackermann); Südwest Verlag, München: 4, 35 (Karl Newedel), 24 (N.N.), 28, 50 (Christophe Schneider), 62, 92, 55 (Michael Nagy), 69 (Christian Kargl), 70, 74 (Claudia Rehm); The Image Bank, München: 83 (John P. Kelly); Tony Stone, München: 96 (Chris Harvey); Wildlife, Hamburg: U1 (Bernd Zoller)